Calculs de dose et soins infirmiers

4e édition

ÉTUDIANTS IFSI

Calculs de dose et soins infirmiers

▷ Martine Péguin

exercices corrigés

Éditions Lamarre
1, avenue Édouard-Belin
92856 Rueil-Malmaison Cedex

Directrice de la collection : Nicole Loraux

La directrice de la collection, l'auteur et l'équipe des Éditions Lamarre remercient vivement Jean-Claude Loraux pour son aide.

ISBN 2-85030-640-1
4e édition revue, corrigée et augmentée

préface

Les thérapeutiques actuelles se développent de façon extrêmement rapide et leur efficacité est de plus en plus grande. Mais en même temps, cette efficacité même entraîne une dangerosité accrue en cas de traitement inadapté.
Or, à mesure qu'elle prend conscience des risques, notre époque est devenue de plus en plus soucieuse de sécurité : qu'il s'agisse des risques industriels, de catastrophes naturelles, ou des accidents médicaux, on ne peut accepter que les risques soient pris à la légère. Certes le risque zéro n'existe pas, mais on doit se donner les moyens de le réduire lorsqu'on le peut.
L'infirmière qui met en œuvre les thérapeutiques médicamenteuses a, sur ce plan, une lourde responsabilité : de son exactitude, de sa maîtrise des calculs et des procédures de vérification, de son jugement aussi dépend la sécurité du malade. L'étudiant infirmier se doit d'acquérir ces compétences.
Voilà certes une manière austère pour de jeunes étudiants, dont la motivation est souvent tournée vers l'aspect humain, relationnel, de la profession infirmière. Mais la rigueur dans les aspects techniques d'une profession, comme les calculs de doses et de débits des perfusions, fait aussi partie de la dignité du professionnel. L'« obligation d'excellence » est une exigence déontologique.
Il est heureux que soit mis à la disposition des étudiants un ouvrage qui les aidera à remplir cette obligation, et aussi à répondre à cette autre exigence de notre temps : l'auto-évaluation.

Hélène Khodoss
Direction générale de la Santé
Sous-direction du système de Santé et de la qualité des soins

sommaire

Partie 2 Questions

Partie 3 Réponses

Annexes

introduction

Cet ouvrage s'adresse en priorité aux étudiants infirmiers qui cherchent à acquérir les connaissances nécessaires aux calculs des doses médicamenteuses et des débits des perfusions qu'ils auront à administrer.
Les exercices proposés visent à permettre aux étudiants de s'entraîner sur des cas d'école inspirés de la réalité.
Au cours de ses études, puis de son exercice professionnel, l'infirmière* est amenée quotidiennement à administrer les thérapeutiques médicamenteuses prescrites par le médecin (*cf.* annexe 1).
Ces prescriptions sont de plus en plus précises et le passage au stade de l'administration contraint l'infirmière à effectuer des calculs justes et précis.
Ces opérations ainsi que l'administration des thérapeutiques constituent l'une des responsabilités de l'infirmière (*cf.* annexe 2).
Quelques précédents malheureux ont attiré l'attention du ministère de la Santé publique et ont fait jurisprudence. Ils ont souligné l'obligation d'excellence pour l'infirmière dans ce domaine, ainsi que la nécessité de développer cette compétence chez les étudiants infirmiers par l'acquisition de connaissances et d'un savoir-faire parfaitement maîtrisés (*cf.* annexe 3).
Pour aider les étudiants à atteindre cet objectif, le présent ouvrage leur propose :

- un bref rappel des principes de bases de calcul ;
- des exercices fondés sur des situations habituellement rencontrées dans l'exercice professionnel.

Afin de permettre à chaque étudiant de s'entraîner et de s'évaluer, le niveau de difficulté est, pour chaque type d'exercice, progressif.
L'auteur de cet ouvrage espère répondre à leur besoin en leur offrant un recueil d'exercices variés.

* Lire indifféremment infirmier(ère).

compétences infirmières

- Calculer des doses médicamenteuses sans erreur.
- Calculer des débits médicamenteux sans erreur.
- Proposer des répartitions des traitements prescrits fiables, pertinentes et réalistes.
- Administrer les thérapeutiques prescrites de manière adaptée et sans erreur.
- Assurer la surveillance des thérapeutiques prescrites et administrées.
- Rédiger des bilans entrées-sorties.
- Encadrer les étudiants en stage lors de l'administration des thérapeutiques.

Notes

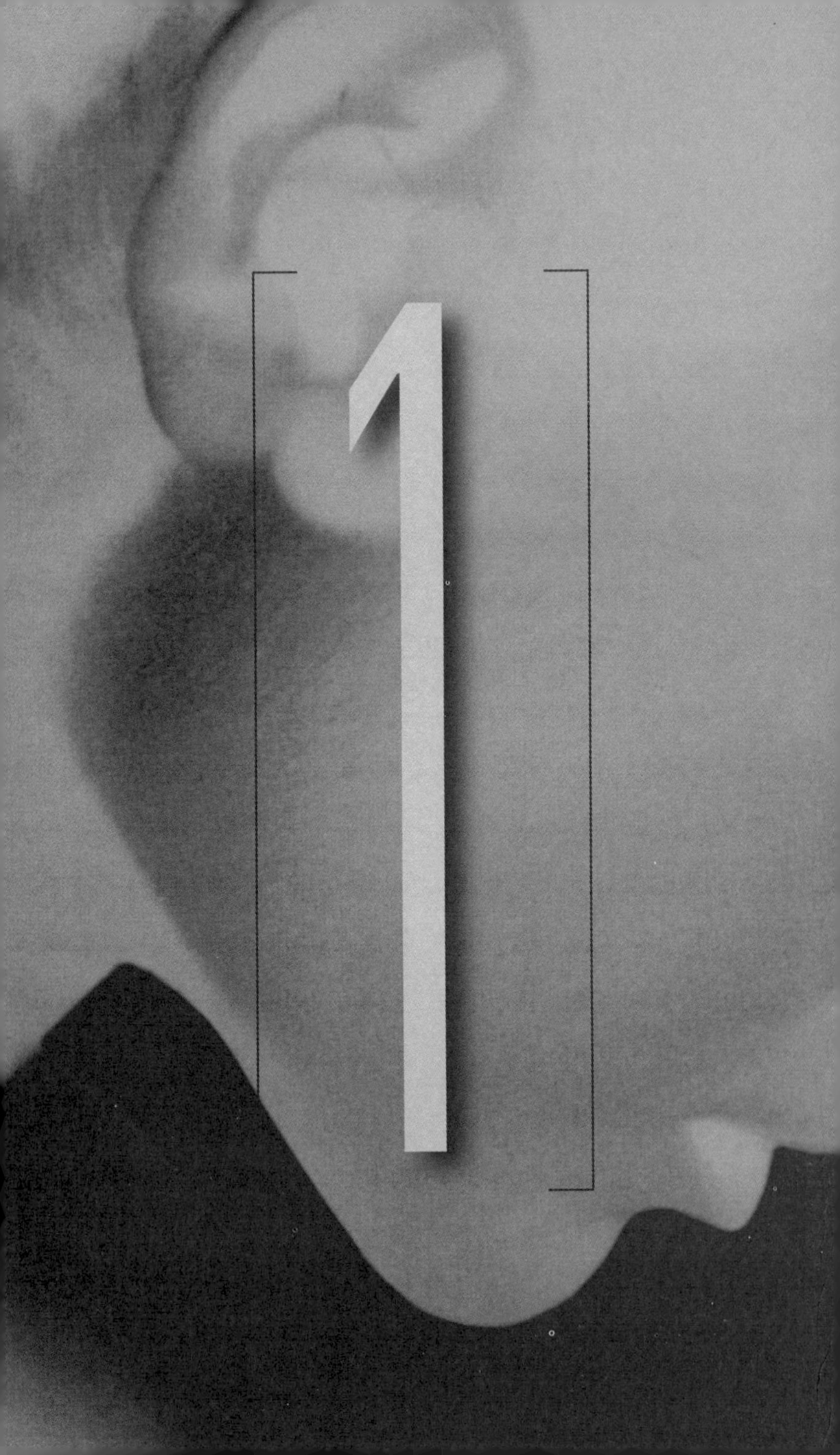
1

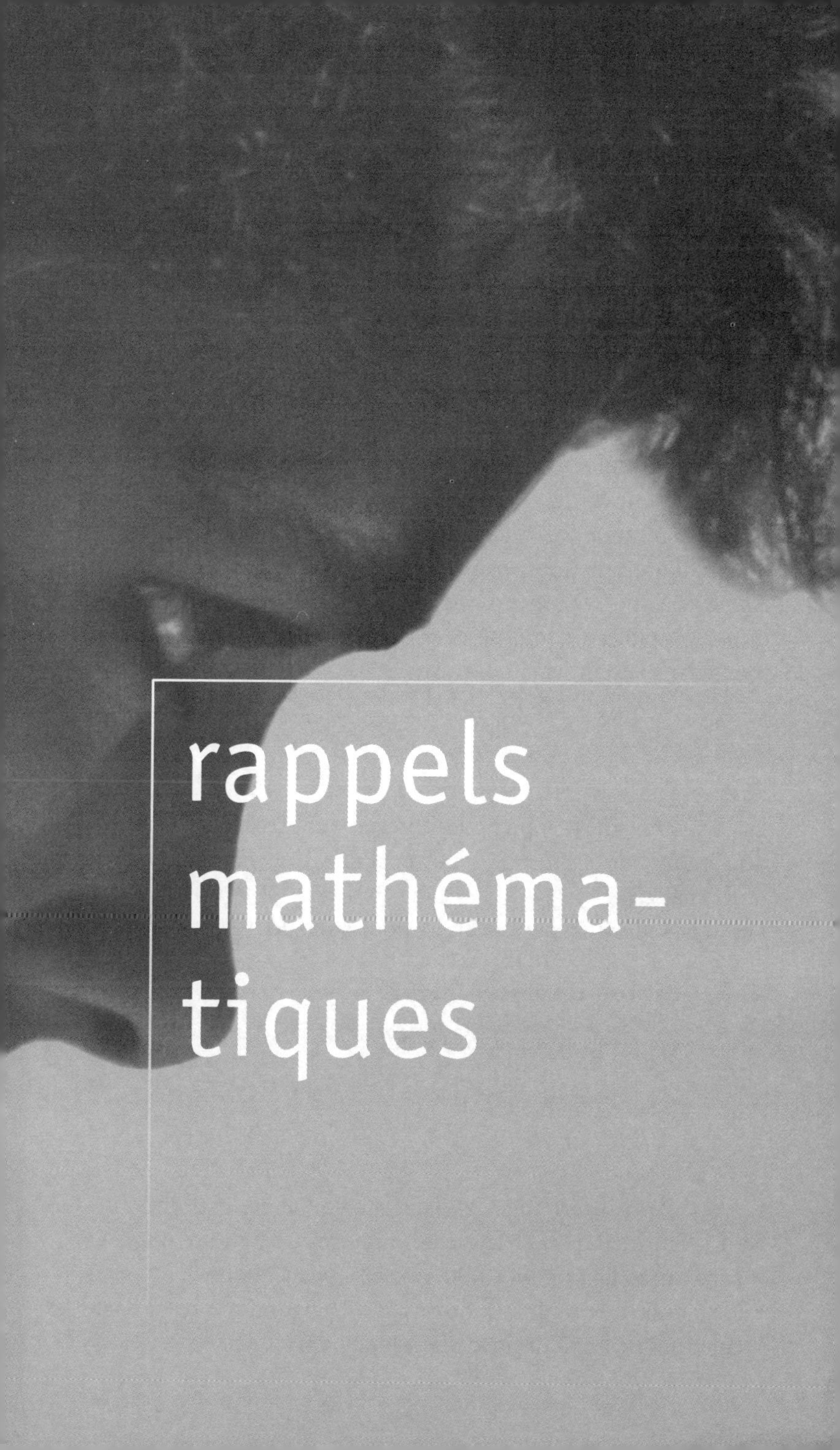

rappels mathéma-tiques

Les unités de poids

Présentation

L'unité de poids utilisée est le gramme (abréviation : g).
Ses multiples sont :
- le kilogramme (kg), égal à 1 000 g ;
- l'hectogramme (hg), égal à 100 g ;
- le décagramme (dag), égal à 10 g.

Ses sous-multiples sont :
- le décigramme (dg), égal à 0,1 g ;
- le centigramme (cg), égal à 0,01 g ;
- le milligramme (mg), égal à 0,001 g.

Afin d'effectuer les conversions avec plus de facilité et de sécurité, on utilise un tableau composé de sept colonnes et de plusieurs lignes (deux dans l'exemple ci-dessous).

kg	hg	dag	g	dg	cg	mg

La première ligne comprend les abréviations précédentes dans l'ordre décroissant, de kg à mg, à raison d'une abréviation (donc d'une unité) par case.
Les lignes suivantes sont utilisées pour effectuer les conversions.

Exemples de conversion

1. Convertir 1 g en mg, puis en dg.

kg	hg	dag	g	dg	cg	mg
			1	0	0	0
			1	0	/	/

On écrit le chiffre 1 (de 1 g) dans la colonne des grammes (g). On écrit le chiffre 0 dans chacune des cases situées à droite jusqu'à :
- la colonne mg : on lit 1 000, donc 1 g = 1 000 mg ;
- la colonne dg : on lit 10, donc 1 g = 10 dg (on n'écrit pas dans les colonnes situées à droite de la colonne dg).

2. Convertir 100 mg en g, puis en kg.

kg	hg	dag	g	dg	cg	mg
			0,	1	0	0
0,	0	0	0	1	0	0

On écrit tout d'abord le chiffre des unités (0) du poids à convertir (100 mg) dans la colonne correspondant à l'unité dans laquelle ce poids est exprimé (mg).
On écrit ensuite successivement le chiffre des dizaines (0) et le chiffre des centaines (1) du poids à convertir dans les cases successives situées à gauche de celle correspondant à l'unité dans laquelle ce poids est exprimé (mg), et ainsi jusqu'au dernier chiffre du poids à convertir. On complète par un 0 les cases situées à gauche de ce dernier chiffre et ainsi jusqu'à l'unité de conversion (g dans le premier cas et kg dans le deuxième cas), et on place une virgule dans cette dernière case (g dans le premier cas, kg ensuite).

kg	hg	dag	g	dg	cg	mg
			0,	1	0	0
0,	0	0	0	1	0	0

La première ligne indique : 100 mg – 0,100 g.
La deuxième ligne indique : 100 mg = 0,0001 kg
(elle indique également, en déplaçant la virgule vers la droite : 100 mg = 0,001 hg = 0,01 dag...).

Cas particulier : le γ

Dans certains services, on rencontre une unité spécifique : le γ, employé pour des prescriptions de produits tels que l'Adrénaline®, le Lévophed®, la Dobutamine®, la Dopamine®.
Cette unité correspond au **µg (microgramme) par kg et par min.**
D'où :

$$\left.\begin{aligned} 1\ \gamma &= 1\ \mu g \\ &= 10^{-6}\ g \\ &= 0{,}000\ 001\ g \\ 1\ \gamma &= 10^{-3}\ mg \\ &= 0{,}001\ mg \end{aligned}\right\}\ \textbf{par kg et par min.}$$

Les unités de volume

Présentation

L'unité de volume est le mètre cube (abréviation : m³).
Ses sous-multiples sont :

- le décimètre cube (dm³),
  égal à 0,001 m³ ;
- le centimètre cube (cm³),
  égal à 0,001 dm³ ;
- le millimètre cube (mm³),
  égal à 0,001 cm³.

Le tableau permettant d'effectuer les conversions est conçu comme les tableaux précédents mais il nécessite trois colonnes par unité.

N.B. On écrit parfois cc pour désigner le centimètre cube, mais l'abréviation légale reste : cm³.

m³			dm³			cm³			mm³		

Exemples de conversion

1. Convertir 1 cm³ en mm³.

m³			dm³			cm³			mm³		
								1	0	0	0

On opère comme précédemment et on obtient : 1 cm³ = 1 000 mm³.

2. Convertir 1 000 mm³ en dm³.

m^3			dm^3			cm^3			mm^3		
					0,	0	0	1	0	0	0

On obtient : 1 000 mm^3 = 0,001 dm^3.

Les unités de capacité

Présentation

Pour mesurer une capacité, on peut utiliser les unités de volume mais également les unités dites de capacité, d'un emploi plus aisé.
L'unité de capacité est le litre (abréviation : L).
Ses sous-multiples sont :
- le décilitre (dL), égal à 0,1 L ;
- le centilitre (cL), égal à 0,01 L ;
- le millilitre (mL), égal à 0,001 L.

Le tableau de conversion des unités de capacité se présente alors sous la forme suivante :

L	dL	cL	mL

Un litre est égal à un décimètre cube.
La correspondance entre volumes et capacités s'établit à l'aide du tableau suivant :

m^3			dm^3			cm^3			mm^3		
					L	dL	cL	mL			

Exemples de conversion

1. Convertir 1 L en mL, puis en cm³.

m^3			dm^3			cm^3			mm^3		
					L	dL	cL	mL			
					1	0	0	0			
					1	0	0	0			

On obtient : 1 L = 1 000 mL
et 1 L = 1 000 cm^3.

2. Convertir 1 cm³ en mL, puis en L.

m^3			dm^3			cm^3			mm^3		
					L	dL	cL	mL			
								1			
					0,	0	0	1			

On obtient : 1 cm^3 = 1 mL = 0,001 L.

Les unités de capacité en pratique

L'infirmière est appelée à utiliser d'autres mesures que celles précédemment citées. Ce sont notamment :

Les cuillères

Leur capacité est la suivante :
- la cuillère à café : 5 mL ;
- la cuillère à dessert : 10 mL ;
- la cuillère à soupe : 15 mL.

Le tableau d'équivalence suivant est établi :

	Volume	Poids en solution aqueuse	Poids en sirop
C. à café	5 mL	5 g	7 g
C. à dessert	10 mL	10 g	14 g
C. à soupe	15 mL	15 g	21 g

Les gouttes

Les gouttes (dose ou débit) se notent en chiffres romains.

Nous rappelons que les chiffres romains sont essentiellement :

- I = 1 ;
- V = 5 ;
- X = 10 ;
- L = 50 ;
- C = 100 ;
- D = 500 ;
- M = 1 000.

Les règles principales de la numérotation en chiffres romains sont les suivantes :

- on écrit les nombres à l'aide des 7 lettres ci-dessus de telle façon que les chiffres représentés aillent toujours en diminuant de gauche à droite. Le nombre ainsi écrit est la somme des nombres représentés chacun par une lettre : ainsi, MDCLX est un nombre égal à 1 000 + 500 + 100 + 50 + 10, soit le nombre 1 660 ;
- on peut écrire, exception à la règle ci-dessus, une lettre (V, par exemple) à la gauche d'une lettre (C, par exemple) représentant un chiffre supérieur, pour indiquer que le chiffre représenté par ces deux lettres est obtenu par la soustraction des deux chiffres représentés (VC correspond à 100 – 5 en chiffres arabes, soit 95). On ne peut retrancher au chiffre représenté par une lettre le chiffre représenté par la somme de deux lettres situées à sa gauche. Ainsi, on écrit le chiffre 9 par IX (10 – 1), mais on ne peut pas écrire IIX pour désigner le chiffre 8, qui s'écrit donc VIII (5 + 3) ;

• il convient d'écrire les nombres avec un minimum de lettres, après avoir respecté les règles précédentes. Ainsi, on n'écrira pas VIIII (cinq lettres) pour désigner le chiffre 9 puisqu'il est plus simple d'écrire IX (deux lettres seulement).

Exemples

1. Instiller deux gouttes dans chaque œil s'écrit :
Instiller II gouttes dans chaque œil (ou II gouttes/œil).
2. Régler le débit de la perfusion à vingt gouttes par minute s'écrit :
Régler le débit de la perfusion à XX gouttes/min.

Les unités biologiques

Les unités biologiques se notent en **unités internationales (UI)**. Par exemple :
- l'Uvestérol D® (vitamine D) est dosé à **30 000 UI/flacon** ;
- l'Héparine Choay® est dosée à **5 000 UI/ml**.

Les unités de temps

L'unité de temps est la seconde (s).
Ses multiples sont :
- la minute (min) = 60 s
- l'heure (h) = 60 min

} 1 h = 3 600 s.

Il y a 24 heures dans une journée.

Exemples

1. Perfuser 1 flacon de Ciflox® (antibiotique) dans 100 mL de sérum glucosé en 30 min.
2. Perfuser 1 L de Nutrilamine® (soluté aminé) en 24 h.

Les unités de valeur énergétique des aliments

L'unité de valeur énergétique d'un aliment est la calorie.
Les aliments sont composés de lipides, glucides et protides.

1 g de glucide = 4 Cal 1 g de lipide = 9 Cal 1 g de protide = 4 Cal 1 g d'alcool = 7 Cal

➡ Les posologies

Ce sont les doses prescrites à un malade donné. Elles tiennent compte du poids, de la surface corporelle, de l'âge, du sexe et des caractéristiques biologiques du patient.
C'est le médecin qui établit ces posologies lors de la prescription.
Elles peuvent s'exprimer en :

cg mg g UI	par	année (âge du malade) kilogramme (poids du malade) 5 kg m^2 de surface corporelle

La surface corporelle d'une personne se calcule à partir de sa taille et de son poids reportés sur un diagramme de surface corporelle (*cf.* annexe 4, p. 169).

Définition

Une concentration correspond au rapport entre la masse d'un corps dissous et le volume d'un liquide utilisé comme solvant.
Elle s'exprime en pourcentage et se note :

- pour cent (%) ;
- pour mille (‰) ;
- pour dix mille (‱).

Exemples

1. Le sérum physiologique a une concentration de **9 ‰** (**0,9 %**) en chlorure de sodium (NaCl), c'est-à-dire qu'il y a 9 g de chlorure de sodium pour **1 000 mL** de solvant.
2. Certaines ampoules de chlorure de potassium ont une concentration de 7,5 % en chlorure de potassium (KCl), c'est-à-dire qu'il y a 7,5 **g** de chlorure de potassium pour **100 mL** de solvant.
3. Le sérum glucosé isotonique a une concentration de **5 %** en glucose : il y a **5 g** de glucose dans **100 mL** de solvant.

Définition

Un débit correspond au rapport entre le volume d'un produit et le temps qui lui est imparti pour s'écouler.
Il s'exprime dans le cas des **perfusions** intraveineuses (IV), sous-cutanées (SC) en **gouttes par minute.** Il s'agit toujours dans ce cas d'un chiffre entier (comment compter 0,6 goutte !), nécessitant souvent une approximation (*cf.* p. 25). Dans le cas des **pousse-seringue** électriques, il se note en **millilitres par heure (mL/h).** Il peut alors présenter un ou deux chiffres après la virgule.
L'infirmière est responsable du calcul du débit du produit qu'elle administre. La prescription médicale comprend alors le volume à injecter, la durée, la voie (IV, SC) et le mode d'administration (perfusion, pousse-seringue électrique).
Dans le cas des **gaz**, il s'exprime en **litres par minute (L/min).** Le médecin prescrit alors le débit.

Exemples

1. Régler le débit de l'oxygène à 1 L/min.
2. Administrer par perfusion IV, 1 g de Claforan® (antibiotique) dans un volume de 50 mL de sérum glucosé à 5 % en 30 min.
   Le débit = 34 gouttes/min, soit XXXIV gouttes/min.
3. Administrer, par seringue électrique, 160 mg d'Hémisuccinate d'hydrocortisone® (corticoïde) dans 48 mL de sérum physiologique en 24 heures. Le débit = 2 mL/h.

Calcul de la dose médicamenteuse à partir de la posologie prescrite

1. Administrer du Primpéran® (antiémétique) à la dose de 0,5 mg par kilo et par jour à un bébé de 5 kg.

Solution : le bébé pèse 5 kg, il faut donc lui administrer chaque jour 5 fois la dose correspondant à 1 kg, soit :

$$0{,}5 \text{ mg} \times 5 = 2{,}5 \text{ mg/jour.}$$

2. Administrer de la Vincristine® (antinéoplasique) à la dose quotidienne de 1,4 mg/m^2 de surface corporelle à un patient pesant 65 kg et mesurant 1,70 m.

Solution : se reporter au diagramme des surfaces corporelles (*cf.* annexe 4) : tirer un trait joignant le nombre 65, sur l'échelle des poids, au nombre 170 de l'échelle des tailles. L'intersection de cette droite avec l'échelle centrale donne la surface corporelle : 1,76 m^2. Il faut donc administrer au patient une dose de Vincristine® égale à :

$$1{,}4 \times 1{,}76 = 2{,}46 \text{ mg/jour.}$$

Calcul de la dose médicamenteuse unitaire en poids à partir de la prescription

Injecter du Totapen® (antibiotique de la famille des bêta-lactamines), à la dose de 250 mg par 5 kg et par jour, en 2 fois, à un enfant de 30 kg.

Solution : le calcul de la dose quotidienne peut s'effectuer selon deux méthodes, les produits en croix et la règle de trois.

Les produits en croix

➡ Dose médicamenteuse quotidienne totale

On réalise le tableau suivant.

Dose médicamenteuse en mg	250	?
Poids de l'enfant en kg	5	30

La première ligne est réservée aux doses médicamenteuses exprimées en mg : la dose élémentaire donnée (ici, la dose par 5 kg de poids du malade) dans la première colonne, la dose à administrer (?) dans la deuxième colonne.
La deuxième ligne est réservée aux critères de calcul, ici le poids de référence (5 kg), écrit en dessous de la dose élémentaire (250 mg) correspondante, et le poids du patient (30 kg).
En effectuant les produits en croix comme l'indique le graphique ci-dessous, on obtient :

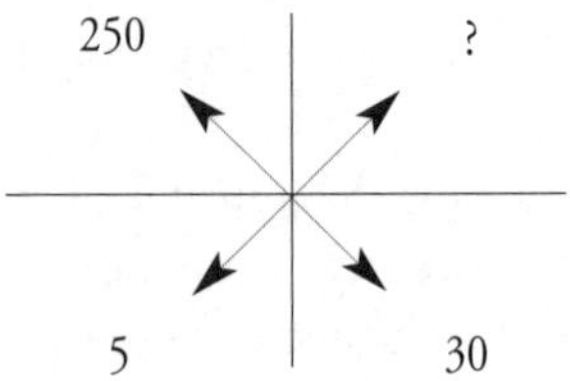

$$5 \text{ kg} \times (?) = 250 \text{ mg} \times 30 \text{ kg}$$

$$(?) = \frac{250 \text{ mg} \times 30 \text{ kg}}{5 \text{ kg}} = 1\,500 \text{ mg.}$$

La dose quotidienne à administrer (?) est donc égale à 1 500 mg.

Dose médicamenteuse unitaire

La prescription est à réaliser en deux fois. On injectera donc chaque fois la moitié de la dose totale, soit :

$$\frac{1\,500}{2} = 750 \text{ mg.}$$

La règle de trois

Cette méthode, fondée entièrement sur le raisonnement et qui semble reléguée au rayon des antiquités, peut encore rendre service à quelques étudiants.

Dose médicamenteuse quotidienne totale

Pour 5 kg de poids, il faut injecter 250 mg de médicament.
Pour 1 kg de poids, il faut donc injecter :

$$\frac{250}{5} \text{ mg, soit : } 50 \text{ mg.}$$

Pour 30 kg de poids, il faut alors injecter :

$$30 \times \frac{250}{5} = 30 \times 50 = 1\,500 \text{ mg.}$$

Dose médicamenteuse unitaire

Le calcul de la dose unitaire est identique au cas précédent. Il faut injecter 1 500 mg de produit médicamenteux en deux fois. On injectera donc :

$$\frac{1\,500}{2}, \text{ soit } 750 \text{ mg à chaque fois.}$$

Calcul de la dose unitaire en volume à partir de la prescription

Le médecin a prescrit une injection de 750 mg de Laroscorbine® (vitamine C) en une seule fois. On dispose d'ampoules de Laroscorbine® de 5 mL dosées à 500 mg de produit actif. Quel volume faut-il injecter ?

Solution : le calcul peut s'effectuer selon deux méthodes, les produits en croix et la règle de trois.

Les produits en croix

On réalise le tableau suivant :

Volume de Laroscorbine® (en mL)	5 mL	?
Poids en Laroscorbine® (en mg)	500 mg	750 mg

En effectuant les produits en croix comme l'indique le graphique ci-dessous, on obtient :

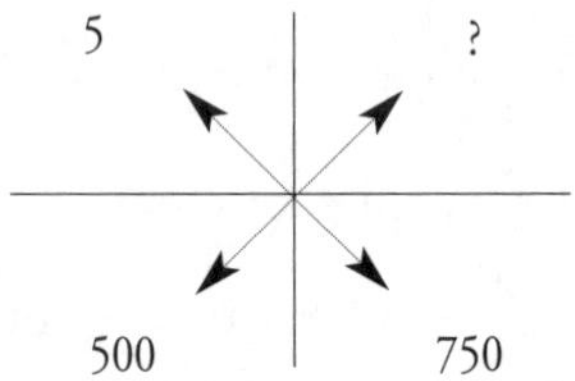

$$500 \text{ mg} \times (?) = 750 \text{ mg} \times 5 \text{ mL}$$

$$(?) = \frac{750 \times 5}{500} = 7{,}5 \text{ mL.}$$

La dose de Laroscorbine® à injecter est donc égale à 7,5 mL.

La règle de trois

- Pour 500 mg, il faut injecter 5 mL.
- Pour 1 mg, il faut injecter $\frac{5}{500}$ mL.
- Pour 750 mg, il faut donc injecter :

$$750 \times \frac{5}{500} = 7{,}5 \text{ mL.}$$

Calcul du débit d'une perfusion

Le débit d'une perfusion s'exprime en gouttes par minute.
Pour calculer le débit d'une perfusion, il faut impérativement se souvenir que : **1 mL = XX gouttes.**

Cas particulier des produits sanguins

Pour les produits sanguins, il est impératif de se référer aux indications des fabricants de tubulures.

Classiquement, on retient 1mL = XV gouttes, mais il existe un nombre non négligeable de tubulures pour produits sanguins calibrées à 1 mL de sang = XVIII gouttes.
Lorsque aucune indication n'est donnée, les calculs peuvent être effectués sur la base de 1 mL = XX gouttes (par souci de simplification).
Il est important de connaître le volume des produits sanguins les plus couramment utilisés :

– 1 flacon de sang total = 400 mL ;
– 1 culot globulaire = 200 mL à 250 mL ;
– 1 concentré plaquettaire = 30 mL à 50 mL.

(*cf.* M. Chassaigne, *Transfusion pratique,* Doin, Paris, 1984.)

Exemple

Sur prescription médicale vous devez perfuser 1 L de sérum glucosé en 24 heures. Quel est le débit de cette perfusion ?
Solution : on calcule le nombre de gouttes contenues dans le flacon. Sachant que 1 L = 1 000 mL et que 1 mL = XX gouttes, le flacon de 1 L de sérum contient :

$$1\,000 \times 20 = 20\,000 \text{ gouttes.}$$

La durée de la perfusion est de 24 heures, soit :

$$24 \times 60 = 1\,440 \text{ minutes.}$$

Le débit de la perfusion est donc égal à :

$$\frac{\text{nombre de gouttes}}{\text{nombre de minutes}}, \text{ soit :}$$

$$\frac{20\,000}{1\,440} = 13{,}66 \text{ gouttes/min.}$$

On ne doit considérer qu'un nombre entier de gouttes par minute. Le nombre entier le plus proche de 13,66 est 14. Comme ce nombre est supérieur au nombre calculé, il est dit *par excès* (dans le cas contraire, il est appelé nombre *par défaut*).

Le débit de la perfusion est donc de XIV gouttes/min par excès.
Parfois, des électrolytes ou des médicaments sont ajoutés, sur prescription médicale, dans les flacons de perfusion. Dans la réalité, pour calculer le débit d'une telle perfusion, on ne tient pas compte des volumes ajoutés, *sauf s'il s'agit d'une perfusion d'antimitotiques ou d'une perfusion destinée à un nourrisson ou à un enfant.*

Calcul du débit des seringues électriques

Le débit d'une seringue électrique s'exprime en mL/h.

Pour le calcul

Le temps s'exprime en heure.
Le volume retenu, en mL, est celui contenu dans la seringue.
La prescription médicale fixe ces deux données.

Dans la réalité

Le volume contenu dans les tubulures n'est pas pris en compte : il s'agit de microtubulures qui contiennent moins de 2 mL de solution. **Toutefois, dans le cas d'administration de produits médicamenteux à des nourrissons ou à des enfants, et de produits d'action cardiaque, un rinçage des microtubulures est effectué à la fin du traitement afin d'injecter la dose totale prescrite.**

Recommandations

Il nous semble important de rappeler aux étudiants et aux infirmières une règle d'or du calcul des doses :

Utiliser son bon sens et confronter un résultat avec la réalité.

Car, par exemple, trouver un débit de 3 500 gouttes par minute (MMMD gouttes/min), ou un volume à injecter par voie intramusculaire de 35 mL (ou 35 cm^3) en une seule fois, doit immédiatement attirer l'attention de l'infirmière et l'inciter à refaire ses calculs.

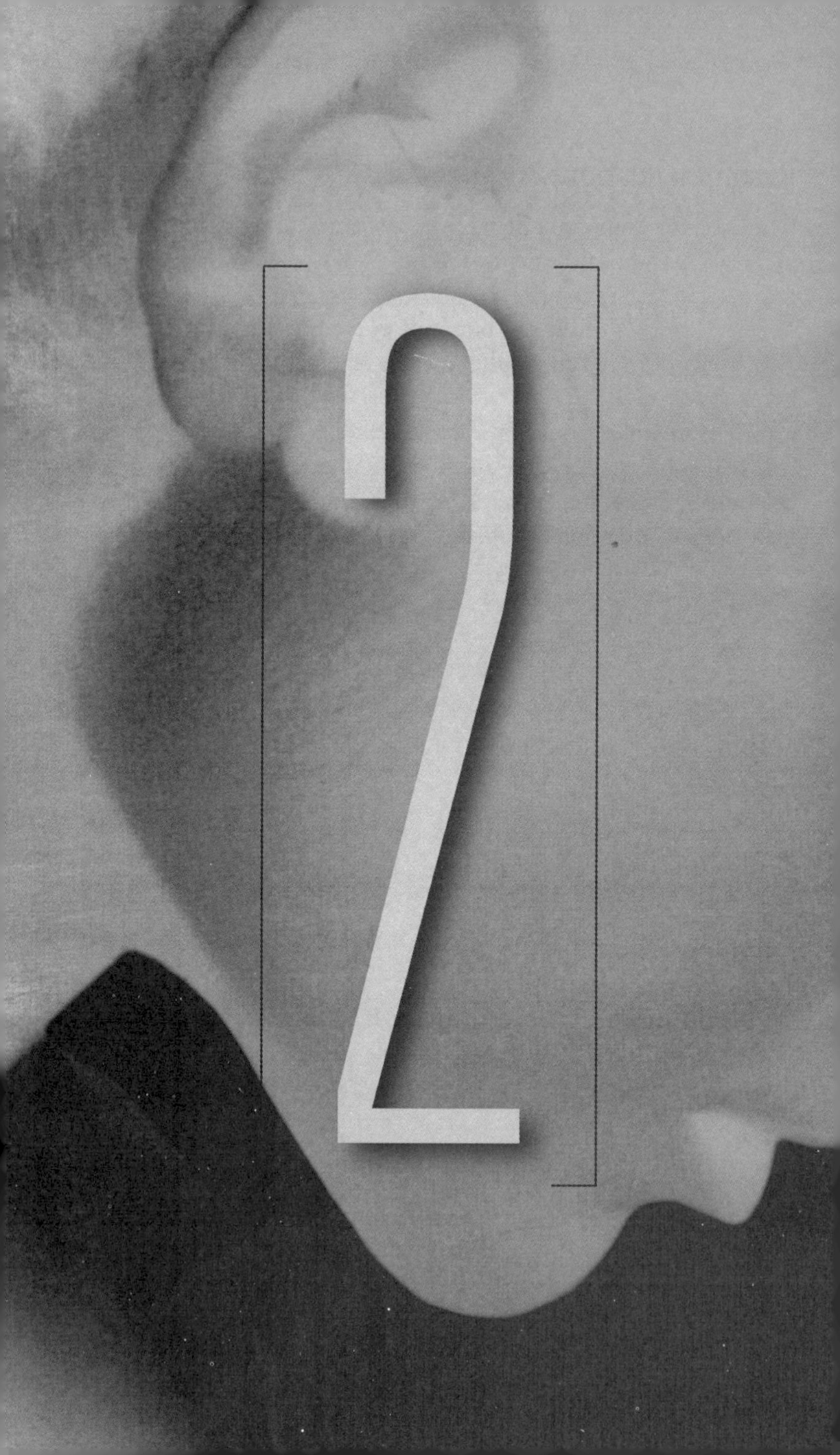
2

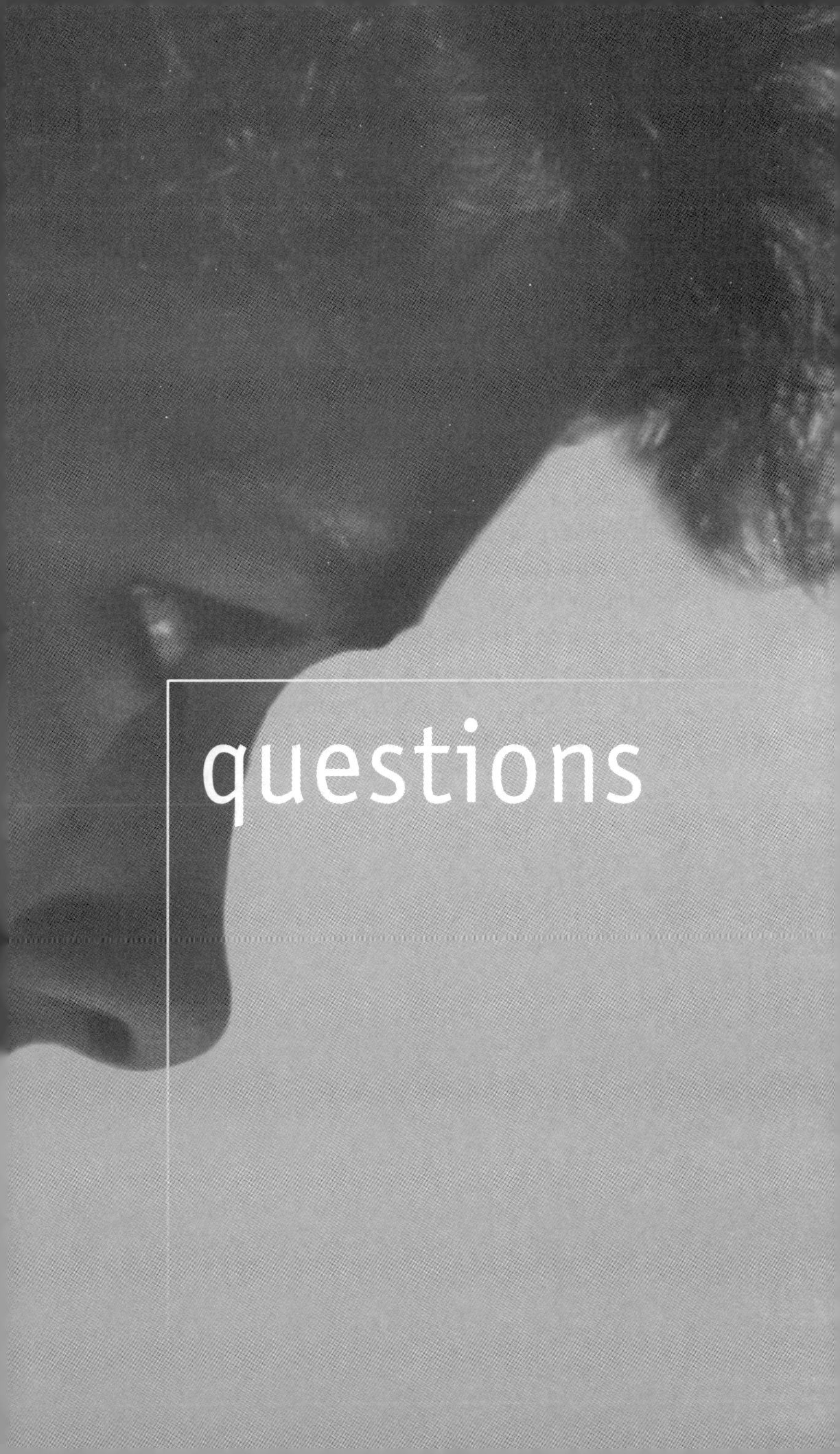
questions

- Le calcul exact des doses médicamenteuses est essentiel pour la santé des patients, mais retiré de son contexte de soins, il se borne à être un exercice mathématique.
- Il est important de le situer dans le cadre de la pratique infirmière. Lors de la lecture de chaque exercice et avant de vous précipiter pour calculer, nous vous conseillons de vous questionner sur :

– le produit (sa classe médicamenteuse, sa famille, son action) ;
– la surveillance de ce produit ;
– les précautions techniques à prendre lors de son utilisation.

- Les situations suivantes sont classées par catégories de problèmes rencontrés par les infirmières.
- Dans ces catégories, un niveau de difficulté est attribué à chaque exercice. La définition des niveaux est basée sur notre expérience, ainsi que sur les réflexions des étudiants.

Exercices de niveau 1

1 Convertir en cm^3 les capacités suivantes.

a. 3 349 cL = ... cm^3
b. 17,35 dL = ... cm^3
c. 5,91 mL = ... cm^3
d. 11,84 dL = ... cm^3
e. 25,27 dL = ... cm^3
f. 6,28 L = ... cm^3
g. 4 867 cL = ... cm^3
h. 4 006 mL = ... cm^3

2 Convertir en mL les volumes suivants.

a. 5 441,73 cm^3 = ... mL
b. 917 350 mm^3 = ... mL
c. 0,026 m^3 = ... mL
d. 2,634 dm^3 = ... mL
e. 403,26 dm^3 = ... mL
f. 472,682 cm^3 = ... mL

3 Convertir en cm^3 les volumes suivants.

a. 6,3 m^3 = ... cm^3
b. 0,096 89 m^3 = ... cm^3
c. 6,7 dm^3 = ... cm^3
d. 13,09 m^3 = ... cm^3
e. 1,687 6 m^3 = ... cm^3
f. 0,640 5 m^3 = ... cm^3

4 Compléter.

a. 0,1 dm^3 = ... cm^3
b. 0,01 dm^3 = ... cm^3
c. 0,001 dm^3 = ... cm^3

5 Convertir en cm³ les volumes suivants.

a. 695 dm^3 = ... cm^3
b. 2 680 dm^3 = ... cm^3
c. 46 740 mm^3 = ... cm^3
d. 25,9 dm^3 = ... cm^3
e. 20,075 mm^3 = ... cm^3
f. 60 085 mm^3 = ... cm^3
g. 0,004 dm^3 = ... cm^3
h. 287 mm^3 = ... cm^3

6 Convertir en mL les capacités et les volumes suivants.

a. 12 cm^3 = ... mL
b. 7 cm^3 = ... mL
c. 0,25 cm^3 = ... mL
d. 0,6 dm^3 = ... mL
e. 7 dL = ... mL
f. 9 cL = ... mL
g. 27 mm^3 = ... mL
h. 9 cm^3 = ... mL
i. 5,35 m^3 = ... mL
j. 780 dm^3 = ... mL
k. 1 dm^3 = ... mL
l. 19 cm^3 = ... mL
m. 20 mm^3 = ... mL

7 Convertir en cm³ les capacités suivantes.

a. 25 L = ... cm^3
b. 90 cL = ... cm^3
c. 4,5 dL = ... cm^3

Exercices de niveau 2

8 Pour injecter à un malade 0,5 mL de Calciparine® (héparine calcique) à l'aide d'une seringue graduée en cm^3, vous devez tirer le piston jusqu'à : 1/2 cm^3, 2 cm^3, 5 cm^3 ?

9 Les pipettes du service où vous travaillez ont une capacité de 25 cL. Combien cela représente-t-il de litres ? De cm^3 ?

Exercices de niveau 1

10 Convertir en g les poids suivants :

a. 6,5 dag = ... g
b. 0,72 kg = ... g
c. 350 cg = ... g
d. 8,01 hg = ... g
e. 5 cg = ... g
f. 4 hg = ... g
g. 4 dag = ... g
h. 1 mg = ... g
i. 3,2 t = ... g
j. 27 dg = ... g

11 Convertir en mg les poids suivants :

a. 81,8 cg = ... mg
b. 5,09 g = ... mg
c. 8,13 dg = ... mg
d. 0,49 g = ... mg
e. 619,5 g = ... mg

12 Convertir en g les poids suivants :

a. 81,8 cg = ... g
b. 1 542 dg = ... g
c. 4 026 mg = ... g
d. 619,5 cg = ... g
e. 8,7 dg = ... g

Exercices de niveau 2

13 Un comprimé a la composition suivante :

- acide acétylsalicylique = 400 mg ;
- vitamine C = 100 mg ;
- caféine = 8 mg ;
- excipient = 200 mg.

Calculez la quantité (en g) de chacun des produits nécessaire à la fabrication d'une boîte de 25 comprimés.

14 Vous devez faire prendre 1 g d'aspirine à Mme A. Vous disposez de sachets dosés à 1 000 mg, 500 mg, 250 mg, 100 mg. Quel dosage administrerez-vous afin de respecter la prescription et de ne donner qu'un seul sachet ?

Exercices de niveau 1

Calculez la quantité de produit actif en grammes contenu dans :

15 Un flacon de 1 000 mL de NaCl dosé à 9 ‰.

....

....

16 Un flacon de 1 000 mL de bicarbonate de sodium dosé à 14 ‰.

....

....

17 Un flacon de 1 000 mL de NaCl dosé à 0,9 %.

....

....

18 Un flacon de 500 cm^3 de soluté glucosé dosé à 15 %.

....

....

19 Un flacon de 100 mL d'albumine humaine dosée à 4 %.

....

....

20 Une ampoule de 10 mL de NaCl dosé à 10 %.

....

....

21 Une ampoule de 20 mL de KCl dosé à 7,46 %.

....

....

22 Une ampoule de 10 mL de soluté glucosé dosé à 30 %.

....

....

23 Une solution de 500 mL de permanganate de potassium dosé à 50 ‰.

24 Un flacon de 125 cm^3 d'Hibitane® (antiseptique) dosé à 20 %.

25 Un flacon de 10 mL de Digitaline® (tonicardiaque) dosée à 1 ‰.

26 Un flacon de 45 mL d'Hexomédine® (antiseptique) transcutanée dosée à 1,5 %.

27 Une ampoule de 10 mL de Rifocine® à 5 % (rifamycine, antibiotique).

28 Un flacon de 200 mL d'Hextril® à 10 % (antiseptique buccal).

29 Un tube de 40 g de gel de Cutacnyl® à 2,5 % (antiacnéique).

Exercices de niveau 2

30 Vous devez préparer une perfusion contenant 4 g de NaCl. Vous disposez d'ampoules de NaCl de 10 mL dosées à 20 %. Combien d'ampoules utilisez-vous ?

....

....

....

....

....

....

....

....

....

....

....

31 Vous devez administrer quotidiennement 75 mg de Progmarel® 2,5 % en 3 prises. Quel volume (en mL) donnez-vous à chaque prise et par jour ?

....

....

....

....

....

....

....

....

....

Le Progmarel® 2,5 % est conditionné en flacons de 40 mL. Combien de jours de traitement assurez-vous avec un flacon ?

....

....

....

....

32 La Digitaline® (tonicardiaque) est dosée à 1 ‰. Une goutte de Digitaline® a un volume de 0,02 mL. Quelle quantité de Digitaline® (en mg) y a-t-il dans 20 gouttes (XX gouttes) de solution ?

....

33 Quelle est la concentration de l'Hydergine® (dihydroergotamine) dosée à 1 mg pour 1 mL ?

....

34 Quelle est la concentration de l'Hept-a-myl® (analeptique cardiovasculaire) dosé à 6,1 g pour 20 mL ?

....

35 Quelle est la concentration de l'Haldol® (neuroleptique) dosé à 0,5 mg pour 1 mL ?

....

36 Vous devez réaliser une solution de permanganate de potassium diluée à 5 ‱. Vous disposez d'une cuvette de 2 L et de comprimés de permanganate de potassium dosés à 0,25 g de produit actif par comprimé. Quel est le nombre de comprimés nécessaire ?

Exercices de niveau 3

37 À partir d'une solution d'Hibitane® (antiseptique) à 5 %, vous devez réaliser une solution diluée au centième. Vous disposez d'un récipient de 1 L. Quel poids (en g) d'Hibitane® ce récipient contiendra-t-il ?

Quel volume de solution d'Hibitane® à 5 % devrez-vous utiliser pour respecter la prescription ?

38 **Quel est le nombre de calories apportées par 150 cL de soluté glucosé dosé à 15 % ?**

Exercice de niveau 4

39 **L'alimentation de Julie, 16 ans, est évaluée à 2 800 Cal. Elle est composée de :**
– 60 % de glucides ;
– 30 % de lipides ;
– 10 % de protides.
Quelle quantité de glucides (en Cal et en g) Julie absorbe-t-elle ?
Quelle quantité de lipides (en Cal et en g) Julie absorbe-t-elle ?
Quelle quantité de protides (en Cal et en g) Julie absorbe-t-elle ?

Exercices de niveau 1

40 **Le médecin a prescrit à M. X une injection de 20 mg de vitamine K_1 en intraveineuse directe. Vous disposez d'ampoules de vitamine K_1 de 1 mL contenant 50 mg de produit actif. Quel volume (en mL) injectez-vous ?**

41 **Sur prescription médicale, vous devez injecter 200 mg de Laroscorbine® (vitamine C) par voie intramusculaire en une seule fois. Vous disposez d'ampoules de Laroscorbine® de 5 mL contenant 500 mg de produit actif. Quel volume (en mL) injectez-vous ?**

42 **Vous devez injecter par voie intramusculaire 300 mg de Bévitine® (vitamine B_1) par jour en une seule fois. Vous disposez d'ampoules de 2 mL de Bévitine® dosée à 100 mg. Quel volume (en mL) injectez-vous à chaque fois ?**

43 Mme Y prend chaque soir 1/4 de comprimé de Lexomil® (anxiolytique de la classe des benzodiazépines). Un comprimé-baguette de Lexomil® est dosé à 6 mg. Quelle quantité de Lexomil® (en mg) est absorbée chaque jour par Mme Y ?

44 Vous devez administrer à un enfant 1/2 comprimé de Solupsan® (aspirine) nourrisson. Sachant que chaque comprimé de Solupsan® nourrisson contient 100 mg d'aspirine, quelle quantité (en mg) d'aspirine donnez-vous à l'enfant ?

45 Mme X vous informe qu'elle a absorbé 8 comprimés d'Aspirine UPSA® vitaminée C dans la journée. Sachant que chaque comprimé d'Aspirine UPSA® vitaminée C contient 330 mg d'acide acétylsalicylique, quelle quantité d'acide acétylsalicylique (en mg) a-t-elle prise ?

Le surdosage de ce médicament s'observe avec des doses supérieures à 7 g par jour. Combien de comprimés peut-on absorber chaque jour sans risque de surdosage ?

46 M. X absorbe chaque jour 5 mg de Sintrom® (anticoagulant de la classe des antivitamines K). Le Sintrom® se présente sous la forme de comprimés comprenant chacun 4 mg de produit actif. Quelle quantité (en comprimés) donnez-vous à M. X ? (Les comprimés sont sécables.)

47 Vous devez administrer à Mlle Z 15 mg de Solupred® (corticoïde) per os en une prise, le matin. Vous disposez de comprimés de Solupred® dosés à 5 mg de produit actif par comprimé et de comprimés de Solupred® dosés à 20 mg par comprimé. Combien de comprimés dosés à 5 mg donnez-vous à Mlle Z ? Combien de comprimés dosés à 20 mg donnez-vous à Mlle Z ?

48 Vous devez injecter à M. X 1,5 million d'UI de Biclinocilline® (antibiotique de la famille des bêta-lactamines) par voie intramusculaire profonde, en une seule fois. Sachant que chaque flacon de Biclinocilline® est dosé à 1 million d'UI de produit actif et se dilue dans 3 mL de solvant, quel volume (en mL) injectez-vous à M. X ?

49 **Vous disposez de flacons de Pénicilline G® (antibiotique) de 1 million d'UI à diluer dans 3 mL de solvant. Vous injectez 1 mL de produit dilué. Quelle quantité (en UI) cela représente-t-il ?**

50 **Le Stérogyl® (vitamine D) se présente en flacons de 20 mL (M gouttes) contenant 400 000 UI de produit actif. Vous administrez à un nourrisson VI gouttes de Stérogyl® en une seule fois. Quelle quantité de produit actif (en UI) cela représente-t-il ?**

51 **Le Rhinathiol® (fludifiant bronchique) est conditionné en flacons de 125 mL. Combien de cuillères à café cela représente-t-il ?**

52 Le Primpéran® (antiémétique) se présente en flacons de 100 mL contenant chacun 100 mg de produit actif. Vous devez administrer 15 mg de Primpéran® par jour. Combien de cuillères à café cela représente-t-il ?

53 Vous devez administrer 500 mg d'acide acétylsalicylique à un malade, sous forme d'Aspégic®. Vous disposez d'Aspégic® 250 dosé à 250 mg d'acide acétylsalicylique par sachet et d'Aspégic® nourrisson dosé à 100 mg d'acide acétylsalicylique par sachet. Combien de sachets d'Aspégic® nourrisson ou combien de sachets d'Aspégic® 250 devez-vous administrer ?

54 Vous devez réaliser une intradermo-réaction de 50 UI de Tuberculine®.
Vous disposez de flacons de lyophilisat de 100 UI à diluer dans 1 mL.
Quel volume de Tuberculine® administrez-vous ?

55 **Mlle J a été placée sous protocole Méthadone® (agoniste morphinique). Elle doit recevoir 40 mg de Méthadone® par jour en 1 seule prise.**
Ce produit se présente en flacon de 15 mL dosé à 20 mg.
Quel volume (en mL) Mlle J va-t-elle absorber ?

56 **M. G doit recevoir 0,25 mg d'Atropine® (parasympatholytique) en IM ce matin.**
Vous disposez d'ampoules d'Atropine® à 0,025 %.
Quel volume (en mL) injectez-vous à M. G ?

Exercices de niveau 2

57 **Vous devez injecter 24 000 UI d'héparine (anticoagulant) par 24 heures en 12 fois. Combien d'UI injectez-vous à chaque fois ?**

58 **L'Erythrogram® (antibiotique) se présente sous la forme de sachets dosés à 500 mg d'érythromycine. Vous devez administrer 2 g d'Erythrogram® par jour à M. X en deux fois. Quel est le nombre de sachets administrés par jour et par prise ?**

....

....

....

....

....

....

....

....

59 **Vous devez administrer 0,8 mg de Digitaline® (tonicardiaque) en une fois à M. X. La Digitaline® se présente sous la forme de gouttes. Sachant que V gouttes de Digitaline® contiennent 0,1 mg de produit actif, quel est le nombre de gouttes données à M. X ?**

....

....

....

....

....

60 **Vous devez administrer à une patiente XXX gouttes d'Hydergine® (dihydroergotamine) trois fois par jour. Sachant que XX gouttes d'Hydergine® contiennent 1 mg de produit actif, quelle est la quantité de produit actif (en mg) administré à chaque prise et au total ?**

....

....

....

....

....

....

61 Vous devez administrer à Mme X deux comprimés de Phénergan® (antihistaminique) trois fois par jour. Chaque comprimé de Phénergan® contient 25 mg de produit actif. Quelle quantité de produit actif (en mg) donnez-vous à chaque prise et au total ?

....

....

....

....

....

....

62 Vous devez administrer à Mlle Z du Pipram® 200 (antibactérien), à raison de 800 mg par jour, en deux prises. Le Pipram® 200 se présente sous la forme de gélules dosées à 200 mg de produit actif. Quel est le nombre de gélules administrées à chaque prise et au total ?

....

....

....

....

....

....

....

....

63 Vous devez administrer à Mme X 1 200 mg de Penglobe® (antibiotique) en deux prises par jour pendant 10 jours.
Le Penglobe® se présente sous la forme de comprimés sécables dosés à 400 mg de produit actif par comprimé. Combien de comprimés donnez-vous à chaque prise ?

....

....

....

....

Combien de comprimés sont administrés pendant toute la durée du traitement ?

....

....

....

....

....

Sachant qu'une boîte de Penglobe® contient 12 comprimés, quel est le nombre de boîtes nécessaire pour la durée totale du traitement ?

....

....

....

....

64 Le médecin a prescrit du Droleptan® (neuroleptique) à M. A afin d'enrayer un delirium tremens.
M. A doit recevoir 300 mg de Droleptan® buvable en 6 fois. Le Droleptan® buvable est dosé à 20 mg par mL et 1 mL de Droleptan® correspond à XX gouttes.
Quelle quantité de Droleptan® (en gouttes) donnez-vous à M. A à chaque fois ?

....

....

....

....

....

....

....

....

65 Mme V, 51 ans, doit absorber 2 cuillères à café de Toplexil® (antitussif) 3 fois par jour.
Le Toplexil® contient 3,5 g de sucre pour 5 mL.
Quelle quantité de sucre (en g) Mme V absorbe-t-elle à chaque fois ?

Combien de calories par jour sont apportées par le sucre du Toplexil® ? (Vous pouvez assimiler le sucre à du glucose.)

66 Le dentiste a prescrit à Mme H des bains de bouche d'Hextril® pur (antiseptique buccal), à raison d'une cuillère à soupe après chacun des principaux repas. L'Hextril® se présente en flacon de 200 mL.
Quelle sera la durée du flacon en jours ?

67 Le médecin a prescrit à Jules du Fluanxol® 4 % (neuroleptique), à la dose de 100 mg par jour en 2 fois.
Le Fluanxol® 4 % se présente en flacon de 10 mL, accompagné d'une mesurette calibrée à 1 mL = XL (40) gouttes.
Quel volume de Fluanxol® 4 % (en mL) Jules reçoit-il à chaque fois ?

Quel volume de Fluanxol® 4 % (en gouttes) Jules reçoit-il à chaque fois ?

Exercices de niveau 3

68 Il est prescrit 180 mg d'héparine (anticoagulant) par 24 heures, au rythme d'une injection toutes les deux heures. Ce médicament est conditionné dans des flacons de 25 000 UI correspondant à 250 mg de produit actif. La solution est titrée à 5 000 UI par millilitre.
Quelle dose (en mg) faudra-t-il préparer à chaque injection ?

Quel volume (en mL) cela représente-t-il ?

69 Vous devez administrer de l'Oracilline® (antibiotique de la classe des pénicillines) à Guillaume, à raison de 100 000 UI/kg/jour en quatre prises. Guillaume pèse 10 kg. L'Oracilline® se présente sous la forme d'une suspension buvable dosée à 250 000 UI/5 mL. Quel est le nombre de cuillères à café d'Oracilline® données à Guillaume par jour et à chaque prise ?

70 Vous devez administrer du Solupred® (corticoïde) à Mélanie, à raison de 1 mg/kg/jour en deux prises. Mélanie pèse 15 kg. Le Solupred® dont vous disposez se présente sous la forme de gouttes buvables dosées à 1 mg/20 gouttes. Quel est le nombre de gouttes de Solupred® administrées à chaque prise et au total ?

71 Vous devez administrer par voie veineuse de l'Urokinase Choay® à M. G, à raison de 20 000 UI/kg/h. M. G pèse 78 kg. Vous disposez d'Urokinase Choay® dosée à 75 000 UI pour 5 mL. Quelle est la quantité (en mL) injectée par heure et par jour ?

72 Vous devez injecter en intraveineuse directe du Ticarpen® (antibiotique de la classe des bêta-lactamines) à Jérôme, à raison de 225 mg/kg/jour en trois fois. Jérôme pèse 27 kg. Vous disposez de flacons de Ticarpen® dosés à 1 g de poudre à diluer dans 5 mL de sérum physiologique. Quelle quantité (en mL) injectez-vous à chaque fois et au total ?

Le Ticarpen® contient 120 mg de sodium par gramme. Quelle est la quantité de sodium administrée chaque jour à Jérôme ?

73 Vous devez injecter en intramusculaire du Syncortyl® (corticoïde) à Yves, à raison de 10 mg/m²/jour en une fois. Yves mesure 1,40 m et pèse 35 kg. Quelle quantité (en mg) injecterez-vous à chaque fois ?

Le Syncortyl® se présente en ampoules de 1 mL dosées à 10 mg de produit actif par millilitre. Quel volume (en mL) injecterez-vous à chaque fois ?

74 Vous devez injecter en intramusculaire du Surgam® (anti-inflammatoire non stéroïdien) à David, à raison de 50 mg/5 kg/jour en quatre fois. David pèse 20 kg. Le Surgam® se présente sous la forme de comprimés sécables dosés à 100 mg de produit actif par comprimé. Combien de comprimés donnez-vous à David à chaque fois ?

Combien de jours de traitement durera une boîte de Surgam® de 30 comprimés ?

75 Vous devez administrer du Primpéran® (antiémétique) à Julie, à raison de 0,5 mg/kg/jour avant chacun de ses cinq biberons. Julie pèse 4 kg. Le Primpéran® se présente sous la forme de soluté buvable dosé à 1/10 mg par goutte. Combien de gouttes donnerez-vous à Julie, par jour et avant chaque biberon ?

76 Vous devez administrer de la Gentalline® (gentamycine, antibiotique) à M. Y, à raison de 3 mg/kg/jour en trois fois. M. Y pèse 80 kg. La Gentalline® se présente sous la forme d'ampoules de 2 mL contenant 80 mg de produit actif. Quelle quantité (en mL) injecterez-vous à chaque fois ?

Combien cela représente-t-il d'ampoules par jour ?

77 Vous devez administrer à Mlle Y du Zovirax® (antiviral) en perfusion intraveineuse, à raison de 5 mg/kg/toutes les huit heures. Mlle Y pèse 50 kg. Vous disposez de flacons de

Zovirax® de 250 mg à diluer dans 10 mL d'eau stérile. Quel est le nombre de flacons de Zovirax® utilisés à chaque fois et par jour ?

78 Vous devez administrer à Karine du Vogalène® (antiémétique) à raison de 1 mg/kg/jour en quatre fois. Le Vogalène® se présente sous la forme de gouttes buvables dosées à 1 mg/10 gouttes (X gouttes). Karine pèse 10 kg. Quel nombre de gouttes donnerez-vous à Karine à chaque prise et au total ?

79 Vous devez administrer à Justine, qui pèse 3 kg, du Totapen® (antibiotique de la classe des bêta-lactamines) par voie intraveineuse directe, à raison de 200 mg/kg/24 h en 6 fois. Le Totapen® se présente sous la forme de flacons de 250 mg à diluer avec un solvant de 2,5 mL.
Quel volume (en mL) injecterez-vous à chaque fois ?

80 **Vous devez administrer du Tussipax® (antitussif d'action centrale) à Jane, 8 ans, 21 kg, à la dose de 1 goutte/kg par jour, en 3 fois.**
Le Tussipax® se présente en flacon de 24 mL contenant 0,12 g de codéine, accompagné d'un compte-gouttes calibré à 1 mL = L (50) gouttes.
Quelle dose de codéine (en mg) Jane reçoit-elle à chaque prise ?
Quelle dose de codéine (en mg) reçoit-elle par jour ?

81 **Mme G, 28 ans, doit recevoir de la Colimycine® (antibiotique) en IM à la dose de 50 000 UI/kg par jour, en 3 fois. Elle pèse 45 kg.**
La Colimycine® se présente en flacon de 500 000 UI de produit actif à diluer dans 3 mL de solvant.
Quel volume (en mL) Mme G reçoit-elle à chaque injection ?

82 **Le Surfanios® (détergent-désinfectant de contact) est utilisé pour la désinfection des sols du service où vous travaillez.**
Il s'emploie dilué à 0,25 % et se présente en sachets de 20 mL.

Quel volume (en mL) de Surfanios® ajoutez-vous dans un seau de 8 L d'eau ?
Combien de sachets de Surfanios® ajoutez-vous dans un seau de 8 L d'eau ?

83 Le médecin a prescrit de la Ventoline® buvable (Solbutamol-bronchodilatateur) à Mlle T, à la dose de 0,15 mg/kg par jour, en 3 fois. Mlle T pèse 50 kg.
La Ventoline® se présente en flacon de 150 mL contenant 60 mg de salbutamol.
Quelle est la quantité totale de Ventoline® (en mg) absorbée par Mlle T ?
Quel est le volume de Ventoline® (en mL) absorbé par Mlle T à chaque fois ?

Exercices de niveau 4

84 Mme P doit prendre 3,75 mg par jour de Prémarin® (œstrogènes) en 3 fois. Vous ne disposez pas de ce produit mais d'un produit de remplacement, qui se présente sous forme liquide, dosé à 0,625 mg de Prémarin® pour 4 mL.
Quel volume (en mL) devra-t-elle prendre à chaque fois ?

85 M. I, diabétique insulinodépendant, reçoit chaque matin avant son petit déjeuner 28 UI d'insuline Profil 30® (insuline intermédiaire).
L'insuline Profil 30® se présente sous forme de liquide contenu dans un flacon dosé à 100 UI/mL.
Quel volume d'insuline reçoit M. I ?

86 Mme A, asthmatique, utilise sur prescription médicale un aérosol de Bécotide® (bronchondilatateur corticoïdien) de 50 µg. Elle pratique 10 inhalations en 5 prises par jour. Chaque inhalation apporte 50 µg de Bécotide®.
Quelle quantité quotidienne (en µg et en mg) Mme A inhale-t-elle ?

87 L'effet freinateur de Bécotide® sur l'axe hypophyso-surrénalien se manifeste à une posologie quotidienne supérieure à 2 mg.
Combien cela représente-t-il de bouffées ?

88 M. I doit recevoir par voie intraveineuse de l'Isuprel® (bêta-stimulant d'action cardiaque) à la dose de 0,0003 mg/kg/h. Il pèse 60 kg. L'Isuprel® est conditionné en ampoules de 1 mL dosées à 0,2 mg.
Quel volume (en mL) recevra-t-il en 24 heures ?

Combien cela représente-t-il d'ampoules ?

89 **Mme H doit recevoir 24 000 UI d'héparine par 24 h par voie intraveineuse, à raison d'une injection toutes les 2 h. L'héparine dont vous disposez se présente en flacon de 5 mL contenant 25 000 UI de produit actif.**
Quelle est la dose (en UI et en mL) à injecter à chaque fois ?

Exercices de niveau 1

90 Le médecin a prescrit une perfusion intraveineuse de 3 L de sérum glucosé à 5 % pour 24 heures. Quel sera le débit de la perfusion ?

91 Le médecin a prescrit une perfusion intraveineuse de 500 mL de sérum glucosé à 10 % à passer en 24 heures. Quel sera le débit de la perfusion ?

92 Le médecin a prescrit une perfusion de 1,5 L de sérum glucosé à 5 % pour 24 heures. Quel est le débit de la perfusion ?

93 **Une perfusion de 50 cm³ de sérum physiologique doit passer en 30 minutes. Quel est son débit ?**

94 **Une perfusion de 250 cm³ de Ionitan® (soluté polyionique) doit passer en 1 heure 30 minutes. Quel est son débit ?**

95 **Vous devez perfuser 1 000 mL de sérum glucosé à 5 % en 6 heures. Quel est le débit de cette perfusion ?**

96 **Une perfusion de 750 mL de bicarbonate de potassium concentré à 14 ‰ doit passer en 8 heures. Quel est le débit de la perfusion ?**

97 **Une perfusion de 1 250 mL doit passer en 10 heures. Quel est le débit de la perfusion ?**

98 **Mme C, 36 ans, présente des coliques néphrétiques. Elle est porteuse d'un garde-veine sur cathéter périphérique de 250 cm^3 de sérum glucosé à 5 % par 24 heures.**
En dérivation de ce garde-veine, elle reçoit 250 mg de Profénid® (anti-inflammatoire) dans 250 cm^3 de sérum glucosé à 5 % à passer en 1 heure.
Calculez le débit du garde-veine.
Calculez le débit de la perfusion de Profénid®.

Exercices de niveau 2

99 **Une perfusion de 500 cm^3 de sérum glucosé à 5 % doit passer en 24 heures, dont 150 mL pendant les quatre premières heures. Calculez le débit de cette perfusion pour les quatre premières heures et les heures suivantes.**

100 Établissez le débit des perfusions sur le tableau ci-dessous.

Temps \ Volume	50 mL	100 mL	250 mL	500 mL	750 mL	1 L
30 min						
1 h						
2 h						
3 h						
4 h						
5 h						
6 h						
8 h						
12 h						
24 h						

101 Vous devez administrer à M. H une transfusion intraveineuse de 2 culots globulaires en 3 heures.
Chaque culot globulaire a un volume de 200 mL. Les tubulures que vous employez sont calibrées à 15 gouttes par mL. Calculez le débit de chaque flacon.

Exercices de niveau 3

102 Vous devez administrer de l'héparine (anticoagulant) par voie intraveineuse à Mme Y, à raison de 600 UI/kg/24 heures. Mme Y pèse 60 kg. Vous disposez de flacons d'héparine de 5 mL contenant 25 000 UI. Quel volume d'héparine (en mL) administrez-vous en 24 heures ?

L'héparine est à injecter par voie intraveineuse de façon continue, à l'aide d'une seringue électrique, dont la vitesse est réglée à 50 cm^3 par 8 heures.
Quel volume de sérum glucosé à 5 % ajouterez-vous dans la seringue pour assurer la prescription ?

103 M. I, 75 kg, doit recevoir 600 UI/kg/24 h d'héparine en intraveineuse continue, par l'intermédiaire d'une seringue électrique.
Vous disposez :
- d'un pousse-seringue électrique réglé à la vitesse de 6,25 mL/h ;
- de seringues de 50 cm^3 ;
- d'héparine en flacon de 5 mL contenant 25 000 UI ;
- d'ampoules de sérum glucosé à 5 %.

Comment assurez-vous cette prescription ?

104 Le médecin vous a demandé d'injecter à M. C 5 g de NaCl en intraveineuse en 8 heures, par l'intermédiaire d'une seringue électrique.
Vous disposez :
- de seringues de 50 cm^3 ;
- d'ampoules de NaCl de 20 mL dosées à 20 % ;
- de sérum glucosé à 5 %.

Le sérum glucosé servira à diluer le NaCl afin de respecter la prescription.
Comment assurez-vous cette prescription ?

105 M. C est hospitalisé pour un infarctus du myocarde. Il doit recevoir sur prescription médicale 480 mg de Xylocaïne® (anesthésique local), dilué dans du glucosé à 5 %, de manière à atteindre un volume de 48 mL en 8 heures, par l'intermédiaire d'un pousse-seringue électrique.
Vous disposez :
- de Xylocaïne® à 2 % présentée en flacon de 20 mL ;

– de flacons de sérum glucosé à 5 % de 50 mL ;
– de seringues de 50 mL.
Comment assurez-vous cette prescription ?

106 M. F doit recevoir 300 mg de Fonzylane® (vaso-dilatateur) dilué dans 250 mL de sérum glucosé à 5 % en 3 heures.
Vous disposez d'ampoules de 50 mg de Fonzylane®.
Combien d'ampoules sont nécessaires pour réaliser la prescription ?
Quel sera le débit de la perfusion ?

Exercices de niveau 4

107 Le procédé d'administration de l'Ilomédine® (analogue de la prostacycline) est le suivant :

– diluer une ampoule de 1 mL contenant 100 µg d'Ilomédine® dans 49 mL de sérum glucosé dosé à 5 % ;

– à l'aide d'une seringue de Brown (seringue électrique), injecter cette préparation par voie intraveineuse. La vitesse est adaptée à chaque patient et prescrite par le médecin.

Pour M. A, la vitesse d'injection est de 5 mL/h. Quelle quantité d'Ilomédine® (en µg) M. A aura-t-il reçue au bout de 6 heures ?

108 Pour Mme B, la vitesse d'injection est de 2 mL/h. Quelle quantité d'Ilomédine® (en µg) Mme B aura-t-elle reçue au bout de 6 heures ?

109 Pour M. C, la vitesse d'injection est de 1 mL/h pendant 2 heures, 2 mL/h pendant 2 heures, 5 mL/h pendant les deux dernières heures. Quelle quantité d'Ilomédine® (en µg) M. C aura-t-il reçue au bout de 6 heures ?

110 Vous prenez en charge Sylvain, 7 ans, hospitalisé pour convulsions myocloniques. Il est connu du service pour ce problème depuis l'âge de 4 ans.
Sur prescription médicale, il doit recevoir des immunoglobulines IV à la dose de 1 g/kg, au débit suivant :

T1	15 mL/h	les 5 premières minutes
T2	30 mL/h	les 10 minutes suivantes
T3	45 mL/h	les 15 minutes suivantes
T4	100 mL/h	les 20 minutes suivantes

Vous disposez de flacons de polyglobulines, de tubulures à produits sanguins calibrées à 15 gouttes par mL et d'un régulateur de débit type pompe IVAC.
Quel est le débit (en gouttes/min) de chacun des temps de la perfusion ?
Quel est le volume d'immunoglobulines reçu à chacun des temps de la perfusion ?

111 **Vous prenez en charge Mathias, 5 ans, 17 kg, qui entre en état de mal épileptique.**
La prescription médicale est la suivante :
1. En 3 à 5 minutes, injecter en IV lente un bolus de 15 mg/kg de Dépakine® (antiépileptique).
2. Prendre le relais par une seringue électrique de Dépakine®, à la dose de 1 mg/kg/h pour 24 heures, diluée dans du sérum physiologique jusqu'à 48 mL. Régler le pousse-seringue à 2 mL/h.
3. Si l'enfant convulse à nouveau, administrer 1 mg de Rivotril®, (antiépileptique) en intrarectal.
Vous disposez :
- **d'ampoules de Dépakine® de 4 mL, contenant 400 mg de produit actif ;**
- **d'ampoules de Rivotril® de 2 mL, contenant 1 mg de produit actif ;**
- **de seringues de 50 mL ;**
- **de flacons de 50 mL de sérum physiologique.**

Quel volume de Dépakine®, en mL, injectez-vous lors de l'IV lente ?
Comment assurez-vous la prescription de Dépakine® à la seringue électrique ?
Quel volume de Rivotril®, en mL, administrez-vous en cas de convulsions ?

112 **Mme B, 44 ans, présente une embolie pulmonaire.**
Le traitement médicamenteux, prescrit en urgence, suppose l'utilisation d'un pousse-seringue électrique. Il consiste à :
- **injecter en IV 400 000 UI de Streptokinase® diluées dans 48 mL de sérum glucosé à 5 %, en 30 minutes ;**
- **puis injecter 800 000 UI de Streptokinase® diluées dans 48 mL de sérum glucosé à 5 %, en 8 heures, à renouveler 3 fois.**

Vous disposez de seringues de 50 mL, de flacons de 50 mL de sérum glucosé à 5 %, de flacons de Streptokinase® en poudre dosés à 250 000 UI et d'autres dosés à 750 000 UI à diluer avec du sérum glucosé à 5 %.
Comment réalisez-vous la première étape de la prescription ?
Comment réalisez-vous la seconde étape de la prescription ?

Exercices de niveau 5

113 **Le médecin a prescrit une perfusion de sérum glucosé à 5 % par 24 heures contenant deux ampoules de 25 mL de Curéthyl® par litre. La perfusion est réglée à XL gouttes/min. Quelle quantité de Curéthyl® (en mL) est passée au bout de 4 heures ?**

114 **Un flacon de 1 L de sérum glucosé à 5 % contient 1,50 g de KCl et 3 g de NaCl. Il doit passer en 8 heures. Quel doit être le débit de la perfusion ?**

300 cm^3 de la précédente perfusion sont passés lorsque le médecin demande l'arrêt immédiat de la perfusion du chlorure de potassium. Vous devez préparer une nouvelle perfusion sans chlorure de potassium, avec la même concentration de chlorure de sodium. Quelle sera sa composition, en millilitres ? (Vous disposez d'ampoules de NaCl de 10 mL à 20 %.)

Cette nouvelle perfusion doit passer en 8 heures. Quel sera son débit ?

115 Dans un flacon de perfusion d'un litre de chlorure de sodium isotonique, vous diluez 5 flacons d'antibiotiques dosés chacun à 5 millions d'UI.
Vous réglez le débit de la perfusion à 40 gouttes/min (XL gouttes/min).
Combien le patient aura-t-il reçu d'UI en 30 minutes ?
Quelle quantité de NaCl (en mg) a-t-il reçue en 1 heure 30 minutes ?

Exercices de niveau 5

116 Vous devez préparer une perfusion intraveineuse de 500 mL de sérum glucosé à 5 %, dans laquelle vous devez ajouter, selon la prescription médicale, les électrolytes suivants :
- **NaCl = 4 g/L (vous disposez d'ampoules de 10 mL à 20 %) ;**
- **KCl = 1,5 g/L (vous disposez d'ampoules de 10 mL à 10 %).**

Quels volumes de chlorure de sodium et de chlorure de potassium, exprimés en millilitres, introduisez-vous dans le flacon ?

....

....

....

....

....

....

....

....

....

La perfusion précédente doit passer en 6 heures. Quel sera son débit ?

....

....

....

....

....

....

....

117 Vous devez administrer à Mme X le traitement suivant :
- **perfuser, par voie intraveineuse continue, un litre d'Osmotan® (soluté polyionique) dosé à 5 % en 24 heures ;**
- **en dérivation de cette perfusion intraveineuse, faire passer une ampoule de Viscéralgine® (antalgique), diluée dans 50 mL de sérum glucosé dosé à 5 %, en 10 minutes, et 750 mL de Trivé 1 000® en 12 heures.**

Calculez le débit de chacune des perfusions.

Proposez une répartition du traitement précédent sur 24 heures en débutant à 8 h.

118 M. Y pèse 60 kg. Il doit recevoir de la dopamine à raison de 7 µg/kg/min. Calculez la dose totale de dopamine reçue en 24 heures (en mg).

Vous disposez, pour réaliser la prescription précédente, d'une seringue électrique réglée à 6 mL/h, de seringues de 50 mL, de sérum glucosé dosé à 5 % et d'ampoules de dopamine de 5 mL contenant 200 mg de produit actif.
Expliquez la réalisation de la prescription pour 24 heures, en débutant le traitement à 8 h.

....
....
....
....
....
....
....

119 Mme U, 72 ans, est porteuse d'un ulcère gastrique. Depuis plusieurs jours, elle présente une altération de l'état général avec asthénie et anorexie.

Après avoir examiné Mme U, le médecin prescrit le traitement suivant, à appliquer à partir de 8 h :
- poser un cathéter court pour perfuser 2 L de sérum glucosé à 5 % par 24 h contenant 3,5 g de NaCl par litre et 2 g de KCl par litre ;
- poser en dérivation une seringue électrique de Lénitral® (trinitrine) à la vitesse de 1 mg/h, à raison de 15 mg de Lénitral® dans 30 mL de sérum glucosé à 5 % ;
- injecter en intraveineuse directe 40 mg de Lasilix® (diurétique) 3 fois par 24 heures ;
- poser une sonde gastrique pour passer 500 cm^3 de Nutrison® (solution nutritive) en 8 heures, à partir de 12 h, et 1 L d'eau en complément.

Vous disposez :
- de flacons de perfusion de sérum glucosé à 5 % de 1 L et de 50 mL ;
- d'ampoules de NaCl de 10 mL dosées à 10 %, d'ampoules de KCl de 10 mL dosées à 7,5 %, d'ampoules de Lénitral® de 10 mL dosées à 15 mg de produit actif ;
- de seringues de 50 cm^3 ;

• de tubulures pour l'hydratation et la nutrition entérale calibrées à 1 mL = XX gouttes.

Calculez le volume de NaCl (en mL) à ajouter à chaque flacon de 1 L de sérum.

Calculez le volume (en mL) de KCl à ajouter à chaque flacon de 1 L de sérum.

Calculez le débit de chacun des flacons de la perfusion.

Calculez le débit de la seringue électrique de Lénitral®.

Calculez le débit du Nutrison®.

Proposez une planification du traitement de Mme U à partir de 8 h ce jour et pour 24 heures.

....

....

....

....

....

....

....

....

....

....

....

120 M. I, 70 ans, insuffisant respiratoire, est porteur d'un cathéter court au bras droit.

Le traitement médicamenteux prescrit par le médecin est le suivant :
- sur le cathéter court, poser un garde-veine de 500 cm^3 de sérum glucosé à 5 %, de 12 h à 12 h ;
- en dérivation, par l'intermédiaire d'une seringue électrique réglée à 1 mL/h, injecter en intraveineuse 160 mg d'Hémisuccinate d'hydrocortisone® (corticoïde) sur 24 heures, à partir de 12 h ;
- injecter en sous-cutané 2 500 UI de Fragmine® (héparine de bas poids moléculaire), à 17 h ;
- administrer un aérosol de 1 ampoule de Bricanyl® (bronchodilatateur) pendant 1/4 d'heure toutes les 4 heures entre 7 h et 22 h.

Pour réaliser ce traitement, vous disposez :
- de poches de sérum glucosé à 5 % de 500 cm^3 ;
- de seringues de 50 cm^3 ;
- d'ampoules d'Hémisuccinate d'hydrocortisone® de 2 mL contenant 100 mg de produit actif ;
- d'ampoules de Fragmine® dosées à 2 mL, contenant 2 500 UI de produit actif ;
- d'ampoules de Bricanyl® de 2 mL, dosées à 2,5 mg/mL ;
- d'ampoules de sérum physiologique de 10 mL.

Comment réalisez-vous la prescription concernant l'Hémisuccinate d'hydrocortisone® ?

Proposez une planification du traitement de M. I sur 24 heures à partir de 12 h.
Calculez le débit du flacon de sérum glucosé à 5 %.

121 M. P a subi une prostatectomie ce jour. À son retour de bloc opératoire à 11 h, il est porteur d'un garde-veine sur cathéter court au bras droit.

- La prescription est la suivante, sur 24 heures, et à partir de 13 h :
- 1,5 L de soluté glucosé à 5 % contenant 4 g de NaCl/L et 2 g de KCl/L ;
- 2 culots globulaires (chacun passera en 2 heures).

- Vous disposez d'ampoules de NaCl de 20 mL dosées à 20 %, d'ampoules de KCl de 10 mL dosées à 7,5 % et de flacons de soluté glucosé à 5 %, de 500 cm^3.

Quels volumes de NaCl et de KCl (en mL) ajoutez-vous à chaque flacon ?
Proposez une répartition du traitement médicamenteux sur 24 heures.

Calculez le débit de chaque flacon de la perfusion.

....

....

....

....

....

....

....

....

....

....

....

....

....

....

....

....

122 Mme C, 54 ans, est hospitalisée pour choc septique. Elle est porteuse d'un cathéter central, équipé d'une rampe, posé sur la veine sous-clavière et d'un cathéter périphérique au bras gauche.

La prescription est la suivante :

- sur le cathéter central, à partir de 12 h :

– sur le robinet 1 : 1 L de soluté glucosé à 30 % pour 24 heures ;

– sur le robinet 2 : 250 mL d'Intralipide® (soluté lipidique) sur 6 heures, puis 500 mL de Totamine® 25 (soluté aminé) sur 18 heures ;

– sur le robinet 3 : 24 mg de Lévophed® (hypnotique), à diluer dans du sérum physiologique et à passer à l'aide d'une seringue électrique à la vitesse de 2,5 mL/h pendant 8 heures, puis arrêter ;

– sur le robinet 4 :

. 2 g de Vancomycine® (antibiotique) 4 fois/24 h, à diluer à chaque fois dans 100 cm^3 de soluté glucosé à 5 % en 1 heure ;

. en alternance avec la Vancomycine®, 2 g de Claforan® (antibiotique) 3 fois/24 h, à diluer à chaque fois dans 50 cm^3 de soluté glucosé à 5 % en 30 minutes à partir de 16 heures ;

• sur le cathéter périphérique :
– 500 mL de sérum glucosé à 5 % contenant 4 g de KCl pour 24 heures.

Vous disposez :
• de flacons de 50 cm³, de 100 cm³, de 250 cm³ de glucosé à 5 %, de 500 cm³ de glucosé à 30 %, de 250 mL d'Intralipide®, de 500 cm³ de Totamine® ;
• d'ampoules de Lévophed® de 4 mL dosées à 8 mg de produit actif ;
• de flacons de Vancomycine® de 1 g à diluer dans 20 mL d'eau pour préparation injectable ;
• de flacons de Claforan® de 1 g à diluer dans 2 mL de solvant ;
• d'ampoules de 10 mL de KCl dosées à 10 % ;
• d'ampoules de 10 mL de sérum physiologique ;
• de seringues de 50 cm³.

Comment assurez-vous la réalisation de la prescription de Lévophed® ?
Planifiez le traitement de Mme C sur 24 heures.
Calculez le débit des différentes perfusions sur le cathéter central.
Calculez le débit des différentes perfusions sur le cathéter périphérique.

....
....
....
....
....
....
....
....
....
....
....
....
....
....

....

....

....

....

....

....

....

....

....

Exercices de niveau 6

123 Sous le contrôle de l'infirmière, vous devez préparer la chimiothérapie de M. X, suivant la prescription suivante :

- passer en perfusion continue sur 12 heures, dans 500 cm^3 de chlorure de sodium à 0,9 %, 200 mg/m^2 de Fluoro-Uracile® (antinéoplasique) ;
- après 3 heures, passer en dérivation une ampoule de Kytril® (antiémétique) dans 50 mL de sérum glucosé à 5 %, en 10 minutes ;
- à la fin de la perfusion de Kytril®, toujours en dérivation, passer 250 mL de chlorure de sodium à 0,9 % contenant 20 mg/m^2 de Cisplatyl® (antinéoplasique) en 30 minutes.

Sachant que M. X pèse 70 kg et mesure 1,80 m, quelle est sa surface corporelle ?

....

....

....

....

....

....

....

....

....

....

Quelle quantité (en mg) de Fluoro-Uracile® préparez-vous ?

Quelle quantité (en mg) de Cisplatyl® préparez-vous ?

Le Fluoro-Uracile® se présente sous la forme d'ampoules de 5 mL dosées à 250 mg. Quel volume de Fluoro-Uracile® (en mL) préparez-vous pour réaliser la prescription de M. X ?

Le Cisplatyl® se présente sous la forme de flacons de 50 mg à diluer avec 50 mL de solvant. Quel volume de Cisplatyl® (en mL) préparez-vous pour réaliser la prescription de M. X ?

Quel sera le débit de chacune des perfusions de la chimiothérapie de M. X ?

Quelle quantité (en mg) de chlorure de sodium M. X reçoit-il au cours de cette chimiothérapie ?

....

....

....

....

....

124 Sous le contrôle de l'infirmière, vous devez préparer la chimiothérapie de Mme Y, suivant la prescription suivante :

- passer en 1 heure, en perfusion, 1 L de sérum glucosé à 5 % contenant 3 g de NaCl et 2 g de KCl (hydratation) ;
- après 30 minutes, passer, en dérivation, une ampoule de Kitril® (anti-émétique) dans 50 mL de sérum glucosé à 5 %, en 10 minutes, puis injecter en IV lente 120 mg de Solumédrol® (corticoïde) ;
- à la fin de l'hydratation, passer 250 mL de NaCl à 0,9 % contenant 30 mg/m² de Cysplatyl® (antinéoplasique), en 30 minutes ;
- lorsque le Cisplatyl® est terminé, passer 50 mL de NaCl à 0,9 % contenant 6 mg/m² d'Amétycine®, en 1 heure 30 minutes ;
- à la fin de l'Amétycine® passer 250 mL de NaCl isotonique contenant 1,5 g/m² d'Holoxan® en 30 minutes ;
- terminer par 250 mL de sérum physiologique contenant 1,2 g/m² d'Uromitexan®, en 8 heures.

Mme Y pèse 59 kg et mesure 1,60 m.
Quelle est sa surface corporelle ?
Quelle quantité en mg de Cisplatyl® préparez-vous ?
Quelle quantité en mg d'Amétycine® préparez-vous ?
Quelle quantité en g d'Holoxan® préparez-vous ?
Quelle quantité en g d'Uromitexan® préparez-vous ?
Le Cisplatyl® se présente sous la forme de flacons de 50 mg à diluer dans 50 mL de solvant. Quel volume de Cisplatyl®, en mL, préparez-vous pour réaliser la prescription ?
L'Amétycine® se présente sous la forme de flacons de 2 mg à diluer dans 5 mL de solvant. Quel volume d'Amétycine®, en mL, préparez-vous pour réaliser la prescription ?

L'Holoxan® se présente sous la forme d'ampoules de 14 mL contenant 1g de produit actif. Quel volume d'Holoxan®, en mL, préparez-vous pour réaliser la prescription ?
L'Uromitexan® se présente sous la forme d'ampoules de 4 mL contenant 400 mg de produit actif. Quel volume d'Uromitexan®, en mL, préparez-vous pour réaliser la prescription ?
Quel sera le débit de chacune des perfusions de la chimiothérapie de Mme Y ?
Proposez la répartition horaire de la chimiothérapie de Mme Y, en supposant qu'elle débutera à 9 h.

125 **Vous prenez en charge, sous le contrôle de l'infirmière, la préparation de la chimiothérapie de Mme Z. Vous disposez de l'ordonnance suivante *(cf.* ci-contre*)*. Calculer les volumes en mL des produits nécessaires et le débit des perfusions pour réaliser cette chimiothérapie.**

....

....

....

....

....

....

....

....

....

....

....

....

....

....

....

126 **Mme Yvonne, 58 ans, est hospitalisée en réanimation pour choc septique ayant nécessité une intubation. Elle pèse 62,5 kg et mesure 1,62 m.**

- Elle est sédatée pour 24 heures par de l'Hypnovel® (sédatif hypno-inducteur), à la dose de 0,1 mg/kg/h, à injecter en intraveineuse, dilué dans un sérum physiologique par l'intermédiaire d'une seringue électrique réglée à la vitesse de 6 mL par heure.

Par ailleurs, elle doit recevoir, en perfusion intraveineuse, du Clamoxyl® (antibiotique de la classe des bêta-lactamines), à raison de 2 g, 3 fois par 24 heures, dilués dans 50 mL de sérum physiologique, en 1/4 d'heure.

En alternance avec le Clamoxyl®, Mme Yvonne reçoit, en perfusion intraveineuse, de la Fosfocine® (antibiotique) à la dose de 4 g, 3 fois par 24 heures, dilués dans 250 mL de sérum glucosé à 5 %, en 4 heures.

CH XXX

ORDONNANCE NOMINATIVE DE CHIMIOTHÉRAPIE

Service : Y — Diagnostic : — Nom : Z — Taille : 1,52 m

Date : jj/mm/aa — Métastases pulmonaires d'un cancer de l'endomètre — Prénom : Nicole — Poids : 32 kg

Médecin prescripteur : YY — Protocole : J1 à J28 — Âge : 56 ans — Surface corporelle en m² : 1,2 m²

Produit	dose théorique en mg/m²/j	dose/j programmée	dose/j administrée	mode d'administration	volume final en mL : 100	250	500	Autre	Glucosé 5 %	NaCl 0,9 %	J1	J2	J3	J4	J	J	J	J	code produit
Cysplatyl®			25 mg	Perfusion IV en 3 heures			x			x	25 mg	25 mg	25 mg	25 mg					
5 Fluoro-Uracile®			450 mg	Perfusion IV en 16 heures				1 L x 2	x		225 mg x 2	225 mg x 2	225 mg x 2						
Mitomycine®			10 mg	IV lente							10 mg								

HYDRATATION :
1) de J1 à J4, préhydratation avant le Cysplatyl® : 1 L G 5 % + 6 g NaCl/L en 4 h
2) Post-hydratation : 2 L G 5 % + 6 g de NaCl/L avec le 5 F-U®.

TRAITEMENT ADJUVANT : Zophren® :
1) 1 amp. de 8 mg/50 mL de G 5 % en 15 min avant le Cysplatyl®.
2) 3 amp. de 8 mg dans 500 mL de G 5 % en continu sur 24 h.

SURVEILLANCE ET PRESCRIPTION PARTICULIÈRES : injecter la Mitomycine® après le 5F-U®.

CYSPLATYL® : présentation en flacons-ampoules de 25 mg de produit actif.
F-U® : présentation en ampoules de 5 mL, contenant 250 mg de produit actif.
NaCl : présentation en ampoules de 20 mL dosées à 20 %.
MITOMYCINE® : présentation en flacons de 10 mg.
ZOPHREN® : présentation en ampoule de 8 mg.

Examens à prévoir

L'hydratation est assurée par 2 L d'Osmotan® (soluté polyionique) par 24 heures.

La prescription médicale est à débuter à 9 h. Vous disposez :

- de flacons d'Hypnovel® de 10 mL dosés à 50 mg pour 10 mL ;
- de flacons de Clamoxyl® de 2 g ;
- de flacons de Fosfocine® de 4 g, à diluer dans 20 mL de solvant ;
- de flacons de sérum physiologique de 50 mL ;
- de flacons de sérum glucosé à 5 % de 250 mL ;
- de flacons d'Osmotan® de 1 L ;
- de seringues de 50 mL.

Comment assurez-vous la réalisation de la prescription d'Hypnovel® ?
Quel sera le débit du Clamoxyl® ?
Quel sera le débit de la Fosfocine® ?
Quel sera le débit du flacon d'Osmotan® ?
Proposez une planification, sur 24 heures, du traitement de Mme Yvonne.

127 Vous prenez en charge M. Gaston, hospitalisé pour hypokaliémie. M. Gaston pèse 65 kg. Il est porteur d'un cathéter central et d'une rampe multirobinet.

La prescription médicale, à débuter à 13 h et pour 24 heures, est la suivante :
- sur le robinet 1 : injecter 15 g de Dopamine® par l'intermédiaire d'une seringue électrique réglée à un débit de 8 mL par heure ;
- sur le robinet 2 : administrer 250 mL de sérum physiologique + 6 g de KCl sur 4 heures.

Vous disposez :
- d'ampoules de Dopamine® de 50 mg pour 5 mL ;
- d'ampoules de sérum physiologique de 10 mL ;
- d'ampoules de KCl de 10 mL dosées à 10 % ;
- de flacons de 250 mL de sérum physiologique ;
- de seringues de 50 mL.

Comment assurez-vous la prescription de Dopamine® ?
Quel volume de KCl (en mL) administrez-vous pour respecter la prescription ?
Quel est le débit de la perfusion de KCl ?

128 **Infirmière en service de réanimation chirurgicale, vous prenez en charge M. X, hospitalisé dans ce service à la suite d'une intervention chirurgicale lourde sur l'appareil digestif.**
M. X est porteur, entre autres, d'une jéjunostomie, d'un drain de la fosse iliaque droite, d'un cathéter sous-clavier à double voie.
Les protocoles et habitudes du service sont :
- de laisser la sédation seule sur l'une des voies du cathéter ;
- de passer le reste de la réanimation intraveineuse sur la seconde voie.

Les prescriptions médicales ont lieu avant 8 h, afin de débuter toute réanimation à 8 h.
Vous disposez de la feuille de prescription qui suit.
Calculez les débits des différentes prescriptions et proposez une planification du traitement et des apports.

<table>
<tr><td>BILAN</td><td colspan="5">□ Radio □ RP □ Autres
□ GDS
□ Chimie □ GUI Créatinémie □ Ca/Ph □ Urée-Créatinémie
□ Iono u
□ Bilan hépatique
□ Hémato. □ TP
□ Toxico. □ Numération TCA Fibrine □ Coagulation complète
□ Bactério.</td><td>BILAN EN URGENCE</td><td>□ GDS
□ GUI
□ Coagulation
□ Numération</td></tr>
<tr><td>SOINS</td><td colspan="5">□ Π PA/h □ PVC/4 h □ Diurèse/h □ SpO_2/h □ Dextro/8 h
□ T°/4h □ HC si T° ≥ 38,5 °C
□ Sonde gastrique : -30 □ Resp : PC 80 % NO = 1,5
□ Drains : x 2
□ Soins urinaires : SU 14
□ Pansements □ Mobilisation
□ Nursing fesses, talons BAV □ Position : transat
□ Kiné respiratoire □ Bennet</td><td>CONTRE-VISITE</td><td></td></tr>
<tr><td>APPORTS</td><td colspan="3">□ IV Total : 2 000 mL
□ Glucides : G5 % : 1 500 mL
□ N : Hyperamine® 30 (H30 : 250 mL)
□ Lipides : Intralipide® : 250 mL
□ Culot □ SA</td><td colspan="2">NaCl : 12 g
KCl :/
B_1B_6HPV: 1 amp.
Zinc : 1 amp.</td><td colspan="2">□ Per os : mL
□ Gavages : Stresson® fibres — Dans la jéjunostomie 1 000 mL
□ Eau : 6 x 50 mL</td></tr>
<tr><td rowspan="2">TRAITEMENT</td><td colspan="4">□ Anticoagulant :
Fraxi® 0,3 mL à 20 h</td><td colspan="3">□ Collyre Catacol®
2 gouttes x 3 dans chaque œil</td></tr>
<tr><td>□ Dans perfusions
Amiklin® :
1 g x 1/50 mL
Ciflox® :
400 mg x 2/200 mL
Vanco® :
1 g x 2/50 mL
Bactrim® :
400 mg x 2/100 mL
Trifucan® :
100 mg x 1/50 mL</td><td>□ IM</td><td>□ IV
Lasilix® :
20 mg x 4
Surbronc® :
1 amp. x 3</td><td>□ SC</td><td colspan="2">□ PS
Ornicétil® :
10 g/50 mL Vet 2
Narcozep® 10 mg
Fenta® 1 000 µg
Pavulon® 32 mg
Lévophed®
2 amp./50 mL Vet 2
Vectarion® :
10 flacons/50 mL
Vet 6</td><td>□ Per os
→ Dans la jéjuno :
Rythmol® :
1 cp/50mL
Vet 3</td></tr>
</table>

Questions

129 Infirmière en service de réanimation chirurgicale, vous prenez en charge M. B.
M. B est porteur d'un cathéter sous-clavier à double voie.

Les protocoles et habitudes du service sont :

- de laisser la sédation seule sur l'une des voies du cathéter ;
- de passer le reste de la réanimation intraveineuse sur la seconde voie.

Les prescriptions médicales ont lieu avant 8 h, afin de débuter toute réanimation à 8 h.

Vous disposez de la feuille de prescription qui suit.
Calculez les débits des différentes prescriptions et proposez une planification du traitement et des apports.

BILAN	☐ Radio ☐ RP ☐ Autres ☐ GDS ☐ Chimie ☐ GUI Créatinémie ☐ Ca/Ph ☐ Urée-Créatinémie ☐ Bilan hépatique ☐ Amylasémie + lipasémie ☐ Iono u ☐ Hémato. ☐ Toxico. ☐ Numération ☐ CRP ☐ Coagulation complète ☐ Bactério. ☐ TP TCA Fibrine	**BILAN EN URGENCE**	☐ GDS ☐ GUI Créatinémie ☐ Coagulation ☐ Numération

SOINS	☐ Π PA/h ☐ PVC/4 h ☐ Diurèse/h ☐ SpO_2/h ☐ Dextro/8 h ☐ T°/4h ☐ HC si T° ≥ 38,5 °C ☐ Sonde gastrique : aspiration -30 cm ☐ Actrapid® PSE ☐ Drains : x 2 ☐ Soins urinaires : SU 14 ☐ Resp : VCPR 50 % 650 x 13 PEEP + 5 ☐ Pansements ☐ Mobilisation ☐ Nursing fesses, talons BAV ☐ Position : ☐ Kiné respiratoire ☐ Bennet	**CONTRE-VISITE**	
APPORTS	☐ IV Total : 4 450 mL ☐ Glucides : G10 % : 2 500 mL — NaCl : / KCl : / ☐ N : Hyperamine® 30 (H_{30} : 750 mL) — CaCl : 4 amp. B_1B_6HPV : 1 amp. ☐ Lipides : Intralipide® : 500 mL ☐ PediK 2 amp./50 mL en 4 h x 2/24 h — Nonan® : 1 amp. ☐ Culot ☐ SA ☐ Dipeptiven® 100/500 mL de G5 % en 6 h ☐ Per os : mL ☐ Gavages : ☐ Eau :		

TRAITEMENT	☐ Anticoagulant : Fraxi® 0,3 mL à 20 h				☐	
	☐ Dans perfusions Tienam® : 500 mg/100 mL x 4 Mopral® : 1 amp.	☐ IM	☐ IV	☐ SC	☐ PS Actrapid® : 50 UI/50 mL Vet 2 /50 Vet 6 Hypnovel® 25mg /50 ml Vet 6 Sufenta® 250 γ /50 ml Vet 6 Lévophed® : 2 amp./50 mL Vet 3 Dobutrex® : 250/50 mL Vet 3	☐ Per os

130 **Vous travaillez en chirurgie digestive de 6 h 30 à 14 h 30. Vous prenez en charge M. Patrice, hospitalisé depuis le 20 août pour pancréatite.**
Il est porteur d'une sonde gastrique en aspiration douce et d'un cathéter sous-clavier permettant une alimentation parentérale.
En vous aidant de la feuille de température de M. P et des prescriptions de l'anesthésiste, établissez le bilan des entrées-sorties de M. P du 20 au 26 août.

Feuille de prescription

	20/08	21/08	22/08	23/08	24/08	25/08	26/08
Osmotan® 5 %	/	3 000 mL	/	/	/	/	/
Osmotan® 10 %	2 000 mL	/	2 000 mL	2 000 mL	2 000 mL		
Vitamine B1,B6	1 amp.	1 amp.	1 amp.	1 amp.	1 amp.	1 amp.	1 amp.
Tagamet®	3 amp.	3 amp.	3 amp.	3 amp.	3 amp.	3 amp.	3 amp.
Nonan®	1 flacon	1 flacon	1 flacon	1 flacon	1 flacon	1 flacon	1 flacon
HPV (hydro-poly-vit)	1 amp.	/	/	/	/	/	/
Ionitan®	/	1 flacon	1 flacon	1 flacon	/	/	/
Rexort®	6 amp.	6 amp.	6 amp.	6 amp.	/	/	/
Valinor®	1 000 mL	1 000 mL	1 000 mL	1 000 mL	1 000 mL	/	/
Intralipide®	/	250 mL	/	/	500 mL	/	/
Vitrimix®	/	/	/	/	/	2 000 mL	2 000 mL
Sérum physiologique	500 mL	/	1 000 mL	1 000 mL	1 000 mL	2 000 mL	1 000 mL
Sérum albumine	/	/	500 mL	/	/	500 mL	/
Contre-visite							
Sérum physiologique	/	1 L	/	/	/	/	/
KCl	/	4 amp. de 10 mL à 7,5 %	/	/	/	/	/

Informations

Pour 1 L	Glucides	Protides	Lipides
Osmotan® 5 %	50 g		
Osmotan® 10 %	100 g		
Intralipide®	25 g		200 g
Valinor®		12 g	
Vitrimix®	75 g	7 g	53 g

Pertes insensibles à 37 °C = 800 mL + 300 mL par degré au-dessus de 37 °C (moyenne des 24 h).
1 g de glucide = 4 Cal, 1 g de protide = 4 Cal, 1 g de lipide = 9 Cal.

Feuille de température

Nom	P	Groupe sanguin
Prénom	Patrice	
Âge	41 ans	
Entré le	20 août	

Mois d'août	20	21	22	23	24	25	26

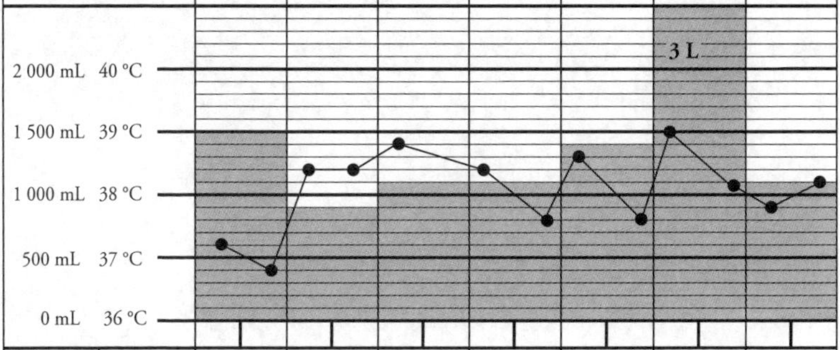

		20	21	22	23	24	25	26
	Aspiration digestive	1 L	1 L	1,6 L	1,9 L	1,9 L	1,4 L	↕
ENTRÉES	Eau							
	Glucides							
	Lipides							
	Protides							
	Calories							
	Total							
SORTIES	Urines							
	Selles							
	Pertes insensibles							
	Aspiration digestive							
	Drainage							
	Total							

Notes

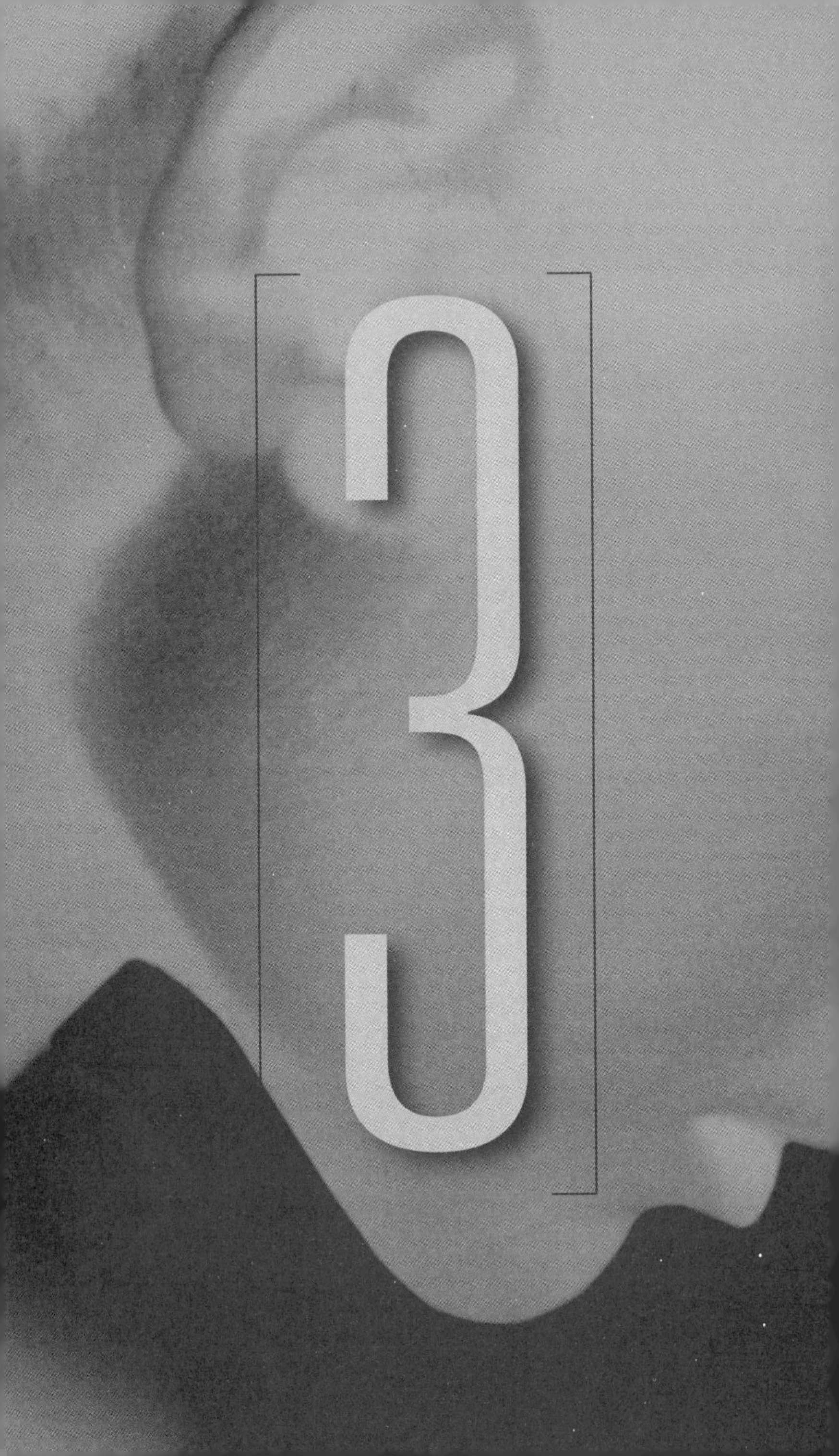

3

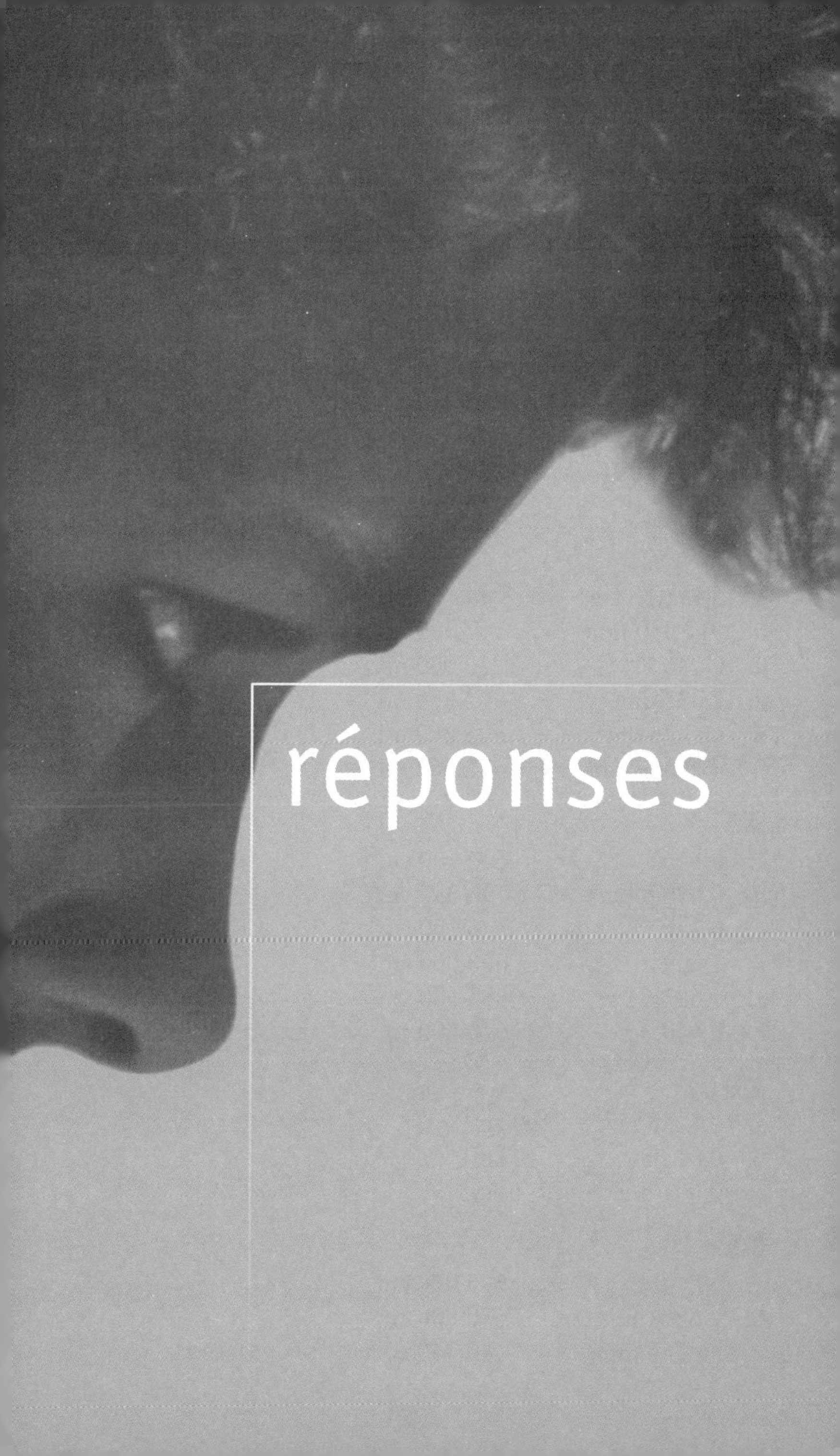

réponses

1

Conversion des volumes

Exercices de niveau 1

1

a.	3 349 cL	=	33 490 cm^3
b.	17,35 dL	=	1 735 cm^3
c.	5,91 mL	=	5,91 cm^3
d.	11,84 dL	=	1 184 cm^3
e.	25,27 dL	=	2 527 cm^3
f.	6,28 L	=	6 280 cm^3
g.	4 867 cL	=	48 670 cm^3
h.	4 006 mL	=	4 006 cm^3

2

a.	5 441,73 cm^3	=	5 441,73 mL
b.	917 350 mm^3	=	917,350 mL
c.	0,026 m^3	=	26 000 mL
d.	2,634 dm^3	=	2 634 mL
e.	403,26 dm^3	=	403 260 mL
f.	472,682 cm^3	=	472,682 mL

3

a.	6,3 m^3	=	6 300 000 cm^3
b.	0,096 89 m^3	=	96 890 cm^3
c.	6,7 dm^3	=	6 700 cm^3
d.	13,09 m^3	=	13 090 000 cm^3
e.	1,687 6 m^3	=	1 687 600 cm^3
f.	0,640 5 m^3	=	640 500 cm^3

4

a.	0,1 dm^3	=	100 cm^3
b.	0,01 dm^3	=	10 cm^3
c.	0,001 dm^3	=	1 cm^3

5

a.	695 dm^3	=	695 000 cm^3
b.	2 680 dm^3	=	2 680 000 cm^3
c.	46 740 mm^3	=	46,740 cm^3

d. 25,9 dm^3 = 25 900 cm^3
e. 20,075 mm^3 = 0,020 075 cm^3
f. 60 085 mm^3 = 60,085 cm^3
g. 0,004 dm^3 = 4 cm^3
h. 287 mm^3 = 0,287 cm^3

6

a. 12 cm^3 = 12 mL
b. 7 cm^3 = 7 mL
c. 0,25 cm^3 = 0,25 mL
d. 0,6 dm^3 = 600 mL
e. 7 dL = 700 mL
f. 9 cL = 90 mL
g. 27 mm^3 = 0,027 mL
h. 9 cm^3 = 9 mL
i. 5,35 m^3 = 5 350 000 mL
j. 780 dm^3 = 780 000 mL
k. 1 dm^3 = 1 000 mL
l. 19 cm^3 = 19 mL
m. 20 mm^3 = 0,020 mL

7

a. 25 L = 25 000 cm^3
b. 90 cL = 900 cm^3
c. 4,5 dL = 450 cm^3

Exercices de niveau 2

8

Pour injecter à un malade 0,5 mL de Calciparine® à l'aide d'une seringue graduée en cm^3, vous devez tirer le piston jusqu'à 1/2 cm^3.

9

Les pipettes du service où vous travaillez ont une capacité de 25 cL. Cela représente 25 cL = 0,25 L = 250 cm^3.

Exercices de niveau 1

10

a.	6,5 dag	=	65 g
b.	0,72 kg	=	720 g
c.	350 cg	=	3,5 g
d.	8,01 hg	=	801 g
e.	5 cg	=	0,05 g
f.	4 hg	=	400 g
g.	4 dag	=	40 g
h.	1 mg	=	0,001 g
i.	3,2 t	=	3 200 000 g
j.	27 dg	=	2,7 g

11

a.	81,8 cg	=	818 mg
b.	5,09 g	=	5 090 mg
c.	8,13 dg	=	813 mg
d.	0,49 g	=	490 mg
e.	619,5 g	=	619 500 mg

12

a.	81,8 cg	=	0,818 g
b.	1 542 dg	=	154,2 g
c.	4 026 mg	=	4,026 g
d.	619,5 cg	=	6,195 g
e.	8,7 dg	=	0,87 g

Exercices de niveau 2

13

Pour obtenir la quantité de chaque produit nécessaire à la fabrication d'une boîte de 25 comprimés, il faut multiplier la dose par 25 :

• acide acétylsalicylique : 400 mg x 25 = 10 000 mg = 10 g ;
• vitamine C : 100 mg x 25 = 2 500 mg = 2,5 g ;

- caféine : 8 mg x 25 = 200 mg = 0,2 g ;
- excipient : 200 mg x 25 = 5 000 mg = 5 g.

14

Vous devez faire prendre 1 g d'aspirine à Mme A. Vous disposez de sachets dosés à 1 000 mg, 500 mg, 250 mg, 100 mg. Afin de respecter la prescription et de ne donner qu'un seul sachet, il faut donner un sachet d'aspirine dosé à 1 000 mg.

Exercices de niveau 1

Calculez la quantité de produit actif contenu dans :

15

Un flacon de 1 000 mL de NaCl dosé à 9 ‰ contient

$$\frac{1\,000 \text{ x } 9}{1\,000} = 9 \text{ g de NaCl.}$$

16

Un flacon de 1 000 mL de bicarbonate dosé à 14 ‰ contient

$$\frac{1\,000 \text{ x } 14}{1\,000} = 14 \text{ g de bicarbonate.}$$

17

Un flacon de 1 000 mL de NaCl dosé à 0,9 % contient

$$\frac{1\,000 \text{ x } 0{,}9}{100} = 9 \text{ g de NaCl.}$$

18

Un flacon de 500 cm^3 de soluté glucosé dosé à 15 % contient

$$\frac{500 \text{ x } 15}{100} = 75 \text{ g de glucose.}$$

19

Un flacon de 100 mL d'albumine humaine dosée à 4 % contient

$$\frac{100 \text{ x } 4}{100} = 4 \text{ g d'albumine.}$$

20

Une ampoule de 10 mL de NaCl dosé à 10 % contient

$$\frac{10 \text{ x } 10}{100} = 1 \text{ g de NaCl.}$$

21

Une ampoule de 20 mL de KCl dosé à 7,46 % contient

$$\frac{20 \text{ x } 7{,}46}{100} = 1{,}492 \text{ g de KCl.}$$

22

Une ampoule de 10 mL de soluté glucosé dosé à 30 % contient :

$$\frac{10 \times 30}{100} = 3 \text{ g de glucose.}$$

23

Une solution de 500 mL de permanganate de potassium dosé à 50 ‰ contient :

$$\frac{500 \times 50}{1\,000} = \text{25 g de permanganate de potassium.}$$

24

Un flacon de 125 cm^3 d'Hibitane® dosé à 20 % contient :

$$\frac{125 \times 20}{100} = 25 \text{ g d'Hibitane®.}$$

25

Un flacon de 10 mL de Digitaline® dosée à 1 ‰ contient :

$$\frac{10 \times 1}{1\,000} = 0{,}01 \text{ g de Digitaline®.}$$

26

Un flacon de 45 mL d'Hexomédine® transcutanée dosée à 1,5 % contient :

$$\frac{45 \times 1{,}5}{100} = 0{,}675 \text{ g d'Hexomédine®.}$$

27

Nous disposons d'ampoules de 10 mL de Rifocine® à 5 % (rifamycine, antibiotique).
La concentration à 5 % correspond à 5 g de Rifocine® pour 100 mL de solvant.
Une ampoule de 10 mL contient x g de Rifocine® pour 10 mL.

$$x = \frac{5 \text{ g} \times 10 \text{ mL}}{100 \text{ mL}} = 0{,}5 \text{ g}$$

28

Nous disposons de flacons de 200 mL d'Hextril® à 10 % (antiseptique buccal).
La concentration à 10 % correspond à 10 g d'Hextril® pour 100 mL de solvant.
Un flacon de 200 mL contient x g d'Hextril® pour 200 mL.

$$x = \frac{10 \text{ g x } 200 \text{ mL}}{100 \text{ mL}} = 20 \text{ g.}$$

29

Nous disposons de tubes de 40 g de gel de Cutacnyl® à 2,5 % (anti-acnéique).
La concentration à 2,5 % correspond à 2,5 g de Cutacnyl® pour 100 g d'excipient.
Un tube de 40 g contient x g de Cutacnyl® pour 40 g.

$$x = \frac{2{,}5 \text{ g x } 40 \text{ g}}{100 \text{ g}} = 1 \text{ g.}$$

Exercices de niveau 2

30

Pour la préparation d'une perfusion contenant 4 g de NaCl, si l'on dispose d'ampoules de 10 mL dosées à 20 %, il faut utiliser 2 ampoules. En effet, une ampoule de 10 mL dosée à 20 % contient :

$$\frac{10 \text{ x } 20}{100} = 2 \text{ g de NaCl.}$$

Pour préparer la perfusion qui doit contenir 4 g de NaCl, il faut donc :

$$\frac{4}{2} = 2 \text{ ampoules de NaCl dosées à 20 \%.}$$

31

Pour une administration quotidienne de 75 mg de Progmarel® 2,5 % en 3 fois, il faut donner à chaque fois :

$$\frac{75}{3} = 25 \text{ mg de produit actif.}$$

Le Progmarel® est à 2,5 % : 100 mL de solution contiennent donc 2,5 g de produit actif, donc 1 mL de solution contient 25 mg de produit actif. Il faut donc administrer 1 mL de solution à chaque fois et une dose quotidienne de 3 mL.
Le flacon de 40 mL permet d'assurer un traitement de :

$$\frac{40}{3} = 13{,}33, \text{ soit 13 jours complets.}$$

32

La quantité de Digitaline® contenue dans XX gouttes de solution est : XX gouttes = 0,4 mL soit 0,4 mg de produit actif.
Il y a 0,4 mg de Digitaline® dans XX gouttes.

33

La concentration de l'Hydergine® dosée à 1 mg pour 1 mL est de : 1 mg pour 1 mL, ou 100 mg pour 100 mL, soit 0,1 g pour 100 mL. La concentration est donc de 0,1 % ou 1 ‰.

34

La concentration de l'Hept-a-myl® est de : 30,5 %.

35

La concentration de l'Haldol® est de : 0,05 %, soit 0,5 ‰ ou 5 pour 10 000 (5 ‱).

36

Le nombre de comprimés de permanganate de potassium nécessaire est de 4. En effet, la solution contiendra 0,5 mg de produit actif par millilitre ou encore 0,5 g de produit actif par litre, et donc 1 g pour les 2 L de la cuvette. Il faut donc :

$$\frac{1}{0{,}25} = 4 \text{ comprimés de permanganate de potassium.}$$

Exercices de niveau 3

37

Le récipient contiendra 10 g d'Hibitane®. En effet, une solution à 1 % contient 1 g de produit actif pour 100 mL (ou 0,1 L) de solution. 1 L de cette solution contient donc 10 g de produit actif (Hibitane® dans l'exemple choisi).
Le volume de solution d'Hibitane® à 5 % sera de 200 mL. En effet, la solution à 5 % d'Hibitane® contient 5 g d'Hibitane® pour 100 mL de solution. Il nous faut 10 g d'Hibitane®, comme on vient de le voir, pour réaliser la nouvelle solution à 1 %. On devra donc utiliser un volume de solution d'Hibitane® à 5 % égal à :

$$\frac{100 \times 10}{5} = 200 \text{ mL}$$

38

Le nombre de calories est de 900. En effet, une solution dosée à 15 % contient 15 g de produit actif (glucose) pour 100 mL de solution. 150 cL (ou 1 500 mL) de cette solution contiennent donc :

$$\frac{15 \times 1500}{100} = 225 \text{ g de glucose}$$

qui fournissent :

$$225 \times 4 = 900 \text{ calories.}$$

NB : Le glucose est un glucide rapidement métabolisable qui fournit 4 calories/gramme.

Exercice de niveau 4

39

Quantité de glucides (en cal) absorbée par Julie :

$$\frac{2\ 800 \text{ cal x } 60}{100} = 1\ 680 \text{ cal.}$$

Quantité de glucides (en g) absorbée par Julie :

1 g de glucide apporte 4 cal.
x g de glucides apportent 1 680 cal.

$$x = \frac{1\ 680}{4} = 420 \text{ g.}$$

Quantité de lipides (en cal) absorbée par Julie :

$$\frac{2\ 800 \text{ cal x } 30}{100} = 840 \text{ cal.}$$

Quantité de lipides (en g) absorbée par Julie :

1 g de lipide apporte 9 cal.
x g de lipides apportent 840 cal.

$$x = \frac{840}{9} = 93{,}33 \text{ g.}$$

Quantité de protides (en cal) absorbée par Julie :

$$\frac{2\ 800 \text{ cal x } 10}{100} = 280 \text{ cal.}$$

Quantité de protides (en g) absorbée par Julie :

1 g de protide apporte 4 cal.
x g de protides apportent 280 cal.

$$x = \frac{280}{4} = 70 \text{ g.}$$

Exercices de niveau 1

40

Le volume de vitamine K_1 injecté est le suivant :

➡ **produits en croix :**

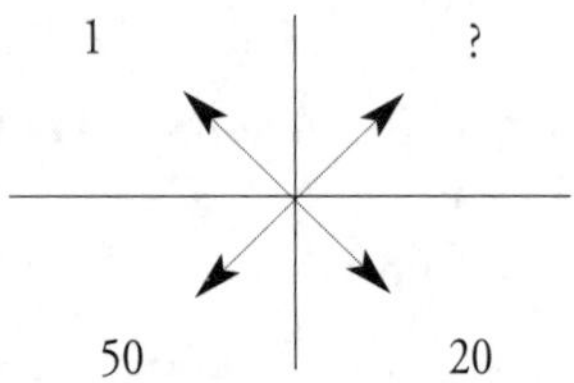

$$(?) \times 50 = 1 \times 20, \text{ soit :}$$

$$(?) = \frac{20}{50} = 0{,}4 \text{ mL de vitamine } K_1.$$

➡ **règle de trois**

50 mg de produit actif sont contenus dans 1 mL de vitamine K_1.
1 mg de produit actif est contenu dans $\frac{1}{50}$ mL de vitamine K_1.

20 mg de produit actif seront donc contenus dans :

$$\frac{1}{50} \times 20 = \frac{20}{50} = 0{,}4 \text{ mL de vitamine } K_1.$$

Il faudra donc injecter 0,4 mL de vitamine K_1.

41

Il faut injecter 2 mL de Laroscorbine®.

42

Il faut injecter 6 mL de Bévitine® (3 ampoules dosées à 100 mg).

43

Mme Y absorbe chaque jour 1,50 mg de Lexomil® $\left(\frac{6 \text{ mg}}{4}\right)$.

44

La quantité d'aspirine donnée à l'enfant sera de 50 mg $\left(\frac{100 \text{ mg}}{2}\right)$.

45

Mme X a absorbé 2 640 mg (8 x 330 mg) d'acide acétylsalicylique.
La dose maximale pouvant être absorbée chaque jour est :

$\frac{7}{0{,}33}$ = 21 comprimés d'Aspirine UPSA® vitaminée C.

46

Il faut donner à M. X 1 comprimé + 1/4 de comprimé $\left(\text{ou } \frac{5}{4}\right)$ de Sintrom®.

47

Il faut donner à Mlle Z 3 comprimés de Solupred® à 5 mg ou 3/4 de comprimé de Solupred® à 20 mg.

48

Il faut injecter à M. X 4,5 mL de Biclinocilline®.

49

Cela représente $\left(\frac{1\,000\,000}{3}\right)$, soit 333 333 UI de Pénicilline G®.

50

Cela représente 400 000 $\times\left(\frac{6}{1\,000}\right)$, soit 2 400 UI de Stérogyl®.

51

Cela représente 25 cuillères à café (1 cuillère à café = 5 mL) de Rhinathiol®.

52

Cela représente 3 cuillères à café de Primpéran® (15 mg, donc 15 mL).

53

Il faut administrer 5 sachets d'Aspégic® nourrisson ou 2 sachets d'Aspégic 250®.

54

Calcul du volume de Tuberculine® :

100 UI de Tuberculine® sont contenues dans 1 mL.
50 UI de Tuberculine® sont contenues dans x mL.

$$\frac{1 \text{ mL x } 50 \text{ UI}}{100 \text{ UI}} = 0{,}5 \text{ mL de Tuberculine® diluée.}$$

55

Calcul du volume (en mL) de Méthadone® à administrer :

Un flacon de Méthadone® contenant 20 mg a un volume de 15 mL.
Mlle J doit prendre 40 mg, ce qui correspond à x mL.

$$\frac{40 \text{ mg x } 15 \text{ mL}}{20 \text{ mg}} = 30 \text{ mL.}$$

Il faudra donc 30 mL de Méthadone® dosée à 20 mg pour 15 mL, soit 2 flacons.

56

Calcul du volume (en mL) d'Atropine® à injecter :

Une concentration à 0,025 % signifie qu'il y a 0,025 g = 25 mg d'Atropine® dans 100 mL de solvant.
Pour injecter 0,25 mg, il faut x mL de solution.

$$x = \frac{0{,}25 \text{ mg x } 100 \text{ mL}}{0{,}025 \text{ \%}}$$

$$x = 1 \text{ mL d'Atropine® à 25 mg.}$$

Exercices de niveau 2

57

On injecte à chaque fois :

$$\frac{24\,000}{12} = 2\,000 \text{ UI d'héparine.}$$

58

On administre chaque jour à M. X 2 g ou 2 000 mg d'Erythrogram®, soit :

$\frac{2\,000}{500}$ = 4 sachets d'Erythrogram® par jour ou 2 sachets d'Erythrogram® à chaque prise.

59

Il faut administrer à M. X :

$$\frac{0{,}8 \times 5}{0{,}1} = 40 \text{ gouttes de Digitaline®.}$$

60

La quantité de produit actif administrée à chaque prise est de :

$$\frac{1 \times 30}{20} = 1{,}5 \text{ mg d'Hydergine®.}$$

Soit de : 1,5 x 3 = 4,5 mg d'Hydergine® par jour.

61

On administre à Mme X :

25 x 2 = 50 mg de Phénergan® à chaque prise, ou

50 x 3 = 150 mg de Phénergan® par jour.

62

On administre à Mlle B :

$$\frac{800}{4} = 4 \text{ gélules de Pipram® par jour}$$

ou

$$\frac{4}{2} = 2 \text{ gélules de Pipram® à chaque prise.}$$

63

On administre à Mme X 1 200 mg de Penglobe® par jour en 2 prises, soit 600 mg par prise, ce qui correspond à :

$$\frac{600}{400} = 1,5$$ comprimé de Penglobe® à chaque fois.

Soit 3 comprimés par jour, donc 30 comprimés de Penglobe® pendant les 10 jours.
Chaque boîte contenant 12 comprimés, il faut disposer de :

$$\frac{30}{12} = 2,5$$, donc 3 boîtes de Penglobe®.

64

Quantité de Droleptan® à donner à M. A à chaque fois.
Quantité (en mg) reçue par M. A à chaque prise :

$$\frac{300 \text{ mg}}{6} = 50 \text{ mg}.$$

Volume (en mL) reçu par M. A à chaque fois :
20 mL de Droleptan® sont contenus dans 1 mL.
50 mg de Droleptan® sont contenus dans x mL.

$$x = \frac{50 \text{ mg}}{20 \text{ mg}} = 2,5 \text{ mL}.$$

Volume (en gouttes) reçu par M. A :
1 mL = 20 gouttes
2,5 mL = x gouttes
x = 2,5 mL x 20 gouttes = 50 gouttes de Droleptan® dosé à 20 mg par mL.

65

➡ **Quantité de sucre (en g) absorbée par Mme V à chaque prise :**
1 cuillère à café a une contenance de 5 mL. Mme V prend 2 cuillères de Toplexil®, soit 2 x 5 = 10 mL de Toplexil®. Sachant que 5 mL de Toplexil® contiennent 3,5 g de sucre, Mme V absorbe 3,5 g x 2 = 7 g de sucre à chaque prise.

Apport calorique représenté par cette absorption de sucre :

Mme V absorbe 7 g de sucre par prise, ce qui représente 7 g x 3 = 21 g de sucre par jour liés à la consommation de Toplexil®.
1 g de sucre ayant un apport calorique assimilable au glucose apporte 4 Cal.
Mme V absorbe donc 21 g de sucre x 4 cal = 84 Cal liées à la consommation du Toplexil®.

66

Calcul de la durée en jours du flacon :

1 cuillère à soupe = 15 mL.
Volume utilisé par Mme H chaque jour : 15 mL x 3 = 45 mL d'Hextril®.
Durée du flacon :

$$\frac{200 \text{ mL}}{45 \text{ mL}} = 4{,}4 \text{ jours.}$$

Le flacon durera 4 jours et il restera 20 mL d'Hextril®.

67

Calcul du volume (en mL) de Fluanxol® 4 % reçu à chaque fois :

Quantité de Fluanxol® 4 % (en mg) reçue par Jules à chaque fois :

$$\frac{100 \text{ mg}}{2} = 50 \text{ mg de Fluanxol® 4 \% à chaque fois.}$$

Volume de Fluanxol® 4 % (en mL) reçu par Jules à chaque fois :
La concentration du Fluanxol® 4 % signifie que 4 g = 4 000 mg de produit actif sont contenus dans 100 mL de solution.

La prescription est de 50 mg qui sont contenus dans x mL.

$$x = \frac{50 \text{ mg x } 100 \text{ mL}}{4\ 000 \text{ mg}} = 1{,}25 \text{ mL.}$$

Calcul du volume (en gouttes) reçu à chaque prise :
1 mL correspond à 40 gouttes.
1,25 mL correspond à x gouttes.
x = 40 gouttes x 1,25 mL = 50 gouttes, soit L gouttes.
Jules recevra L (50 gouttes) de Fluanxol® 4 % à chaque prise.

Exercices de niveau 3

68

La dose d'héparine préparée à chaque injection sera de 1,5 mg. En effet, il faut effectuer une injection toutes les 2 heures, soit :

$$\frac{24}{2} = 12 \text{ injections par jour, soit :}$$

$$\frac{180}{12} = 15 \text{ mg d'héparine à chaque injection.}$$

Cela représente un volume de :

$$\frac{25\,000 \times 15}{250} = 1\,500 \text{ UI de produit actif, ou encore :}$$

$$\frac{1\,500}{5\,000} = 0{,}3 \text{ mL de solution à chaque fois.}$$

69

Il faut administrer à Guillaume : 100 000 x 10 = 1 000 000 UI d'Oracilline® par jour, ce qui représente un volume de :

$$5 \text{ mL} \times \frac{1\,000\,000}{250\,000} = 20 \text{ mL de suspension buvable.}$$

Une cuillère à café ayant une capacité de 5 mL, on donnera à Guillaume :

$$\frac{20}{5} = 4 \text{ cuillères à café d'Oracilline® par jour,}$$

soit :

$$\frac{4}{4} = 1 \text{ cuillère à café d'Oracilline® à chaque prise.}$$

70

Chaque jour, on doit administrer à Mélanie :
1 x 15 = 15 mg de Solupred®, ce qui représente :
20 x 15 = 300 gouttes de Solupred® par jour, ou

$$\frac{300}{2} = 150 \text{ gouttes de Solupred® à chaque prise.}$$

71

Il faut administrer à M. G :

20 000 x 78 = 1 560 000 UI d'Urokinase Choay®, soit :

$$5 \times \frac{1\,560\,000}{75\,000} = 104$$ mL d'Urokinase Choay® par heure,

ou :

104 x 24 = 2 496 mL d'Urokinase Choay® par jour.

72

Chaque jour, il faut injecter à Jérôme : 225 x 27 mg de Ticarpen® en poudre, à diluer dans :

$$\frac{225 \times 27 \times 5}{1\,000} = 30{,}375$$ mL de sérum physiologique.

On injecte donc 30,375 mL de Ticarpen® par jour, soit : 10,125 mL de Ticarpen® à chaque fois.

La quantité de sodium administrée chaque jour à Jérôme est :

225 x 27 x 120 /1 000 = 729 mg.

73

La quantité de Syncortyl® injectée à Yves à chaque fois est de 12 mg. En effet, à l'aide du diagramme de surface corporelle, on détermine la surface corporelle d'Yves, qui mesure 1,40 m et pèse 35 kg : 1,2 m^2 par excès.

Il faut donc injecter à Yves, lors de la seule injection quotidienne, une quantité de Syncortyl® égale à :

10 x 1,2 = 12 mg.

Ce qui correspond à un volume de :

$$12 \times \frac{1}{10} = 1{,}2$$ ml de Syncortyl®.

74

Chaque jour, on donnera à David :

$$50 \times \frac{20}{5} = 200 \text{ mg de Surgam®},$$

soit 50 mg à chaque fois. Les comprimés sont dosés à 100 mg de produit actif. On utilisera donc :

$$\frac{50}{100} = 0{,}5, \text{ soit 1/2 comprimé de Surgam® à chaque fois.}$$

Cela représente 2 comprimés par jour. La boîte de 30 comprimés assurera donc 15 jours de traitement.

75

On administre à Julie, par jour et avant chaque biberon :

$$0{,}5 \times 4 = 2 \text{ mg de Primpéran®}.$$

Cette dose correspond à 20 gouttes (XX gouttes) par jour ou 4 gouttes (IV gouttes) avant chaque biberon.

76

La quantité de Gentalline® administrée à M. Y à chaque fois sera de : 3 x 80 mg de Gentalline® par jour, en trois fois, soit 80 mg de Gentalline®.

Cela représente 2 mL de solution de Gentalline® (1 ampoule) à chaque fois, et donc 3 ampoules de Gentalline® par jour.

77

Toutes les 8 heures, on administre à Mlle Y :

5 x 50 = 250 mg de Zovirax®, soit 750 mg par jour.

On utilise donc 1 flacon (250 mg de produit actif) de Zovirax® toutes les 8 heures, soit 3 flacons de Zovirax® par jour.

78

Le nombre de gouttes administrées à Karine à chaque prise sera de 25. En effet, on lui administre 10 mg de Vogalène® par jour, soit : 100 gouttes de Vogalène® par jour, ou 25 gouttes de Vogalène® à chaque fois.

79

Le volume de Totapen® injecté à Julie à chaque fois sera de 1 mL. En effet, on administre 600 mg de Totapen® par jour à Julie, en 6 fois, ou 100 mg à chaque fois, ce qui correspond à une injection de 1 mL de Totapen® à chaque fois.

80

Calcul de la dose de codéine (en mg) reçue à chaque prise :

Dose totale de Tussipax® (en gouttes) reçue par Jane :
21 kg x 1 goutte = 21 gouttes, soit XXI gouttes.
Dose de Tussipax® (en gouttes) reçue par Jane à chaque prise :

$$\frac{21 \text{ gouttes}}{3} = 7 \text{ gouttes, soit VII gouttes.}$$

Volume de Tussipax® (en mL) reçu à chaque prise par Jane :
50 gouttes de Tussipax® correspondent à 1 mL.
7 gouttes de Tussipax® correspondent à x mL.

$$x = \frac{7 \text{ gouttes}}{50 \text{ gouttes}} = 0{,}14 \text{ mL de Tussipax®.}$$

Dose de codéine (en mL) reçue par Jane à chaque prise :
24 mL de Tussipax® contiennent 0,12 g de codéine (120 mg).
0,14 mL de Tussipax® contient x mg de codéine.

$$x = \frac{120 \text{ x } 0{,}14}{24 \text{ mL}} = 0{,}7 \text{ mg de codéine reçu par Jane à chaque prise.}$$

Dose totale de codéine (en mg) reçue par jour :

0,7 mg x 3 = 0,21 mg de codéine par 24 heures.

81

Calcul du volume de Colimycine® (en mL) reçu par Mme G à chaque injection :

Dose totale de Colimycine® (en UI) reçue par Mme G :
50 000 UI x 45 kg = 2 250 000 UI de Colimycine® par jour.
Dose de Colimycine® (en UI) reçue à chaque fois par Mme G :

$$\frac{2\,250\,000 \text{ UI}}{3 \text{ fois}} = 750\,000 \text{ UI à chaque fois.}$$

Volume de Colimycine® (en mL) reçu par Mme G à chaque fois :
3 mL de Colimycine® contiennent 500 000 UI de produit actif.
x mL de Colimycine® contiennent 750 000 UI de produit actif.

$$x = 750\,000 \text{ x } 3 \text{ mL} = 4{,}5 \text{ mL.}$$

Il faut injecter 4,5 mL de Colimycine® dosée à 500 000 UI pour 3 mL à chaque fois.

82

Volume de Surfanios® (en mL) nécessaire pour un seau de 8 L d'eau :
La concentration de Surfanios® à 0,25 % signifie que 0,25 L de produit actif est dissous dans 100 litres d'eau.
x L de produit actif sont dissous dans 8 L d'eau.

$$x = \frac{0{,}25 \text{ L x } 8 \text{ L}}{100 \text{ L}} = 0{,}02 \text{ L.}$$

x = 20 mL de Surfanios® pour un seau de 8 L d'eau.

Nombre de sachets de Surfanios® nécessaire pour 8 L d'eau : 20 mL correspondent à 1 sachet de Surfanios®.

83

➡ **Dose totale de Ventoline® absorbée par Mlle T (en mg) :**

$$0{,}15 \text{ mg x } 50 = 7{,}5 \text{ mg.}$$

Dose de Ventoline® (en mg) absorbée par Mlle T à chaque fois :

$$\frac{7{,}5 \text{ mg}}{3} = 2{,}5 \text{ mg à chaque fois.}$$

➡ **Dose de Ventoline® (en mL) absorbée par Mlle T à chaque fois :**
La Ventoline® contient 60 mg de salbutamol pour un flacon de 150 mL.
La prescription est de 2,5 mg pour x mL.

$$x = \frac{2{,}5 \text{ mg x } 150 \text{ mL}}{60 \text{ mL}} = 6{,}25 \text{ mL de Ventoline® buvable.}$$

Exercices de niveau 4

84

La dose de Prémarin® (en mg) à administrer à chaque fois est de :

$$\frac{3{,}75 \text{ mg}}{3} = 1{,}25 \text{ mg.}$$

Volume de produit (en mL) à administrer à chaque fois :
0,625 mg sont contenus dans 4 mL.
1,25 mg sont contenus dans x mL.

$$x = \frac{1{,}25 \text{ mg x } 4 \text{ mL}}{0{,}625 \text{ mg}} = 8 \text{ mL.}$$

85

Volume (en mL) à prélever pour respecter la prescription :
10 mL contiennent 400 UI.
x mL contiennent 28 UI.

$$x = \frac{28 \text{ UI x } 10}{400 \text{ UI}} = 0{,}7 \text{ mL.}$$

Volume (en mL) à prélever pour respecter la prescription :
1 mL contient 100 UI.
x mL contiennent 28 UI.

$$x = \frac{1 \text{ mL x } 28 \text{ UI}}{100} = 0{,}28 \text{ mL.}$$

86

Mme A inhale une quantité quotidienne, en µg et en mg, de :
Dose totale (en µg) par jour :

10 inhalations x 50 µg = 500 µg.

Dose totale (en mg) par jour :

1 mg = 1 000 µg 500 µg = 0,5 mg

87

L'effet freinateur de Bécotide® sur l'axe hypophysosurrénalien se manifeste à une posologie quotidienne supérieure à 2 mg.
Nombre de bouffées pour atteindre le surdosage :
1 bouffée = 50 µg = 0,05 mg ; 2 mg = 2 000 µg.

$$\frac{2\,000}{50} = 40 \text{ bouffées.}$$

Pour atteindre le surdosage, il faut donc inhaler 40 bouffées de Bécotide® 50 µg.

88

La dose d'Isuprel® (en mg) par heure reçue par M. I est de :

$$0{,}000\,3 \text{ mg x } 60 \text{ kg} = 0{,}018 \text{ mg/h.}$$

Dose d'Isuprel® (en mg) par 24 heures reçue par M. I :
0,018 mg x 24 = 0,432 mg.

➡ **Volume d'Isuprel® (en mL) par 24 heures reçu par M. I :**
0,2 mg sont contenus dans 1 mL.
0,432 mg sont contenus dans x mL.

$$x = \frac{0{,}432}{0{,}2} = 2{,}16 \text{ mL.}$$

➡ **Nombre d'ampoules nécessaire :**
1 ampoule contient 1 mL.
x ampoules correspondent à 2,16 mL.
x = 2 ampoules et 0,16 mL d'une 3e ampoule.

89

La dose d'héparine (en UI) à administrer toute les 2 heures est de :

$$\frac{24\,000 \text{ UI}}{12} = 2\,000 \text{ UI à chaque injection.}$$

La dose d'héparine (en mL) à administrer toutes les 2 heures est de :
25 000 UI sont contenues dans 5 mL.
2 000 UI sont contenues dans x mL.

$$x = \frac{2\,000 \text{ UI x } 5 \text{ mL}}{25\,000 \text{ UI}} = 0{,}4 \text{ mL.}$$

Exercices de niveau 1

90

Le volume de sérum glucosé à perfuser est égal à 3 L, soit 3 000 mL, ce qui représente un nombre de gouttes égal à 3 000 x 20 = 60 000. La durée totale de la perfusion est égale à 24 heures, soit :

$$24 \times 60 = 1\,440 \text{ minutes.}$$

Le débit de la perfusion est égal à :

$$\frac{60\,000}{1\,440} = 41{,}66 \text{ gouttes par minute, soit :}$$

42 gouttes par minute par excès ou XLII gouttes/min.

91

Le débit de la perfusion sera égal à :

$$\frac{500 \times 20}{24 \times 60} = 6{,}94, \text{ soit :}$$

7 gouttes par minute par excès ou VII gouttes/min.

92

Le débit de la perfusion sera égal à :

$$\frac{1\,500 \times 20}{24 \times 60} = 20{,}83, \text{ soit :}$$

21 gouttes par minute par excès ou XXI gouttes/min.

93

Le débit de la perfusion est égal à :

$\frac{50 \times 20}{30} =$ 33,33 gouttes par minute (33 par défaut), que l'on écrit de la façon suivante : XXXIII gouttes/min.

94

Le débit est égal à :

$$\frac{250 \times 20}{90} = 55{,}55 \text{ ou 56 gouttes par minute par excès.}$$

Le débit de cette perfusion est de LVI gouttes/min.

95

Le débit de la perfusion sera égal, comme dans le cas précédent (le volume à perfuser ainsi que la durée de la perfusion sont multipliés par quatre), à LVI gouttes/min.

96

Le débit de la perfusion est égal à :

$$\frac{750 \text{ x } 20}{8 \text{ x } 60} = 31{,}25\text{, ou, par défaut, à XXXI gouttes/min.}$$

97

Le débit de la perfusion est égal à :

$$\frac{1\,250 \text{ x } 20}{10 \text{ x } 60} = 41{,}66 \text{ ou, par excès, à XLII gouttes/min.}$$

98

Débit du garde-veine :
250 cm^3 de glucosé par 24 heures =
250 mL/24 h = 250 x 20 gouttes/24 h.
Le débit est donc de :

$$\frac{250 \text{ x } 20}{24 \text{ x } 60} = 3{,}47 = 3 \text{ gouttes/min par défaut (III gouttes/min).}$$

Débit de la perfusion de Profénid® :
250 cm^3 de sérum à passer en 1 h, soit 250 x 20 gouttes en 60 minutes.
Le débit est donc de :

$$\frac{250 \text{ x } 20}{60} = \text{83,33 = 83 gouttes/min par défaut (LXXXIII gouttes/min).}$$

Exercices de niveau 2

99

Il faut, tout d'abord, perfuser 150 cm^3 (ou mL) en 4 heures.
Ceci correspond à un premier débit égal à :

$$\frac{150 \times 20}{4 \times 60} = 12{,}5$$ (soit 12 par défaut, soit 13 par excès), que l'on écrit : XIII gouttes/min (par excès).

Le volume restant à perfuser est égal à :
$500 - 150 = 350$ cm^3, soit 350×20 gouttes.
La durée de cette seconde perfusion est de :
$24 - 4 = 20$ heures. Ceci correspond à un second débit égal à :

$$\frac{350 \times 20}{20 \times 60} = 5{,}83$$ (6 par excès) = VI gouttes/min.

100

Les résultats du tableau sont obtenus avec le même mode de calcul que celui des exercices précédents : à vous de le compléter !

101

2 culots globulaires en 3 heures.
1 culot = 200 mL = 200 x 15 gouttes.
2 culots en 3 heures, donc 1 culot en 1 heure 30 minutes.
Le débit est de :

$$\frac{200 \times 15}{60 \times 1{,}5} = 33{,}33 =$$ 33 gouttes/min par défaut (XXXIII gouttes/min).

Exercices de niveau 3

102

La quantité d'héparine administrée chaque jour à Mme Y sera de :
600 x 60 = 36 000 UI, ce qui correspond à :

$$\frac{5 \times 36\,000}{25\,000} = 7{,}2 \text{ mL d'héparine en 24 heures.}$$

La seringue électrique est réglée à 50 cm^3 (ou 50 mL) par 8 heures, soit 150 mL pour 3 seringues par 24 heures. Il faut donc ajouter :
150 – 7,2 = 142,8 mL de sérum glucosé au total, soit :

$$\frac{142{,}8}{3} = 47{,}6 \text{ mL de sérum glucosé par seringue.}$$

103

Héparine
600 UI/kg/jour = 600 x 75 kg/jour = 45 000 UI/jour.
1 flacon = 5 mL = 25 000 UI.

$$\text{Volume d'héparine} = \frac{5 \times 45\,000}{25\,000} = 9 \text{ mL/jour.}$$

Volume injecté par jour :
La seringue électrique a une vitesse de 6,25 mL/h, soit :
6,25 x 24 = 150 mL/jour et un volume de 50 cm^3 ou 50 mL.

On utilise donc

$$\frac{150}{50} = 3 \text{ seringues de 50 mL par jour, soit une seringue pour 8 h.}$$

Chaque seringue contient

$$\frac{9}{3} = 3 \text{ mL d'héparine} + (50 - 3) = 47 \text{ mL de soluté glucosé à 5\%.}$$

Donc, toutes les 8 heures, on installe une seringue de 50 cm^3 contenant 3 mL d'héparine et 47 mL de sérum glucosé sur le pousse-seringue réglé à la vitesse de 6,25 mL/h.

104

5 g NaCl en 8 heures
1 ampoule NaCl = 20 mL à 20 % (100 mL = 20 g), soit 4 g.
Il faut perfuser 5 g de NaCl, soit :

$$\frac{20 \times 5}{4} = 25 \text{ mL de NaCl dosé à } 20\ \%.$$

On complète la seringue avec 50 – 25 = 25 mL de sérum.
Ces 50 mL sont à passer en 8 heures.
Le débit de la seringue électrique est donc de :

$$\frac{50}{8} = 6{,}25 \text{ mL/heure.}$$

105

La Xylocaïne® se présente en flacon dosé à 2 %.
Il y a donc 2 g = 2 000 mg de Xylocaïne® dans 100 mL de solvant.
Pour respecter la prescription de 480 mg de Xylocaïne®, il faut x mL.

$$x = \frac{480 \times 100}{2\,000} = 24 \text{ mL de solution.}$$

La prescription est de diluer la Xylocaïne® 2 % jusqu'à 48 mL. Il faut prélever 48 mL – 24 mL = 24 mL de sérum glucosé 5 % et l'ajouter aux 24 mL de Xylocaïne® déjà prélevés.
Le débit du pousse-seringue sera de :

$$\frac{48 \text{ mL}}{8 \text{ h}} = 6 \text{ mL/heure (volume en mL/temps en heures).}$$

106

Nombre d'ampoules nécessaire à la réalisation de la prescription :

$$\frac{300 \text{ mg}}{50 \text{ mg}} = 6 \text{ ampoules.}$$

Il faut 6 ampoules de Fonzylane® dosé à 50 mg.
Débit de la perfusion :

$$\frac{\text{volume en gouttes}}{\text{durée en min}}$$

250 mL x 20 gouttes = 5 000 gouttes.
3 heures x 60 = 180 min.

$$\text{Débit} = \frac{5\,000 \text{ gouttes}}{180} = 27{,}77 \text{ gouttes,}$$

soit 28 gouttes par excès (XXVIII gouttes).

Exercices de niveau 4

107

Quantité d'Ilomédine® reçue par M. A :
Le volume de la préparation d'Ilomédine® reçu par M. A en 6 heures est :

$$5 \times 6 = 30 \text{ mL.}$$

Or, la préparation contient 1 mL d'Ilomédine® dilué dans 49 ml de sérum glucosé, soit 1 mL d'Ilomédine® contenant 100 µg de produit actif pour 50 mL de préparation.
M. A reçoit donc toutes les 6 heures :

$$\frac{100 \times 30}{50} = 60 \text{ µg d'Ilomédine®.}$$

108

Mme B reçoit, en 6 heures, un volume de la préparation d'Ilomédine® égal à : 2 x 6 = 12 mL, qui correspond à un poids de produit actif égal à :

$$\frac{100 \times 12}{50} = 24 \text{ µg d'Ilomédine®.}$$

109

M. C, au cours des deux premières heures, reçoit un volume de la préparation d'Ilomédine® égal à :

$$\frac{2 \times 1}{1} = 2 \text{ mL.}$$

Le volume de préparation injecté au cours des deux heures suivantes est de :

$$\frac{2 \times 2}{1} = 4 \text{ mL.}$$

Le volume de la préparation injecté à M. C pendant les deux dernières heures est égal à :

$$2 \times 5 = 10 \text{ mL.}$$

Le volume total de la préparation injecté à M. C pendant les 6 heures est donc égal à :

$$2 + 4 + 10 = 16 \text{ mL.}$$

Ce qui correspond à un poids total de produit actif de :

$$\frac{100 \times 16}{50} = 32 \text{ µg d'Ilomédine®.}$$

110

Calcul du débit (en gouttes/min) de chacun des temps de la perfusion :

- débit à T1 :

$$\text{Débit} = \frac{\text{volume en gouttes}}{\text{durée en min}} = \frac{15 \text{ mL} \times 15 \text{ gouttes}}{60 \text{ min}} = 3{,}75$$

soit 4 gouttes par min par excès (IV gouttes).

- débit à T2 :

$$\text{Débit} = \frac{\text{volume en gouttes}}{\text{durée en min}} = \frac{30 \text{ mL} \times 15 \text{ gouttes}}{60 \text{ min}} = 7{,}5$$

soit 8 gouttes par min par excès (VIII gouttes).

- débit à T3 :

$$\text{Débit} = \frac{\text{volume en gouttes}}{\text{durée en min}} = \frac{45 \text{ mL} \times 15 \text{ gouttes}}{60 \text{ min}} = 11{,}25$$

soit 11 gouttes par min par défaut (XI gouttes).

- débit à T4 :

$$\text{Débit} = \frac{\text{volume en gouttes}}{\text{durée en min}} = \frac{100 \text{ mL} \times 15 \text{ gouttes}}{60 \text{ min}} = 25$$

soit 25 gouttes par min par excès (XXV gouttes).

Calcul du volume d'immunoglobulines reçu à chacun des temps de la perfusion :

- volume reçu à T1 : le débit est réglé à 4 gouttes par min. L'enfant reçoit donc 4 gouttes x 5 = 20 gouttes, soit 1,33 mL de polyglobulines.
- volume reçu à T2 : le débit est réglé à 8 gouttes par min. L'enfant reçoit donc 8 gouttes x 10 = 80 gouttes, soit 5,33 mL de polyglobulines.
- volume reçu à T3 : le débit est réglé à 11 gouttes par min. L'enfant reçoit donc 11 gouttes x 15 = 165 gouttes, soit 11 mL de polyglobulines.
- volume reçu à T4 : le débit est réglé à 25 gouttes par min. L'enfant reçoit donc 25 gouttes x 20 = 500 gouttes, soit 33,33 mL de polyglobulines.

111

Volume de Dépakine®, en mL, injecté lors de l'IV lente :

- dose de Dépakine®, en mL, reçue par Mathias lors de l'IV lente :

15 mg x 17 kg = 255 mg.

- volume de Dépakine®, en mg, reçu par Mathias lors de l'IV lente :

400 mg de Dépakine® sont contenus dans 4 mL.

255 mg de Dépakine® sont contenus dans x mL ⇒

x = (4 mL x 255 mg) : 400 mg = 2,55 mL.

Il faut injecter 2,55 mL de Dépakine®.

Prescription de Dépakine® à la seringue électrique :

Nombre de seringues nécessaire par 24 heures :

Le pousse-seringue est réglé à 2 mL/h. Le volume total à injecter en 24 heures est donc de : 2 mL x 24 = 48 mL.

Une seringue de 50 mL est nécessaire pour assurer la prescription. Nous la remplirons jusqu'à 48 mL.

Dose de Dépakine®, en mg, reçue par Mathias par l'intermédiaire de la seringue électrique : 1 mg x 17 kg x 24 heures = 408 mg.

Volume de Dépakine®, en mL, reçu par Mathias par l'intermédiaire de la seringue électrique : 400 mg de Dépakine® sont contenus dans 4 mL.

408 mg de Dépakine® sont contenus dans x mL ⇒ x = (408 mg x 4) : 400 = 4,08 mL. Pour des raisons de commodité, nous arrondissons à 4 mL.

Pour assurer la prescription, il faut prélever 4 mL de Dépakine® à 400 mg pour 4 mL dans la seringue de 50 mL, puis compléter avec du sérum physiologique jusqu'à 48 mL, soit 48 mL – 4 mL = 44 mL de sérum physiologique. Régler la vitesse de la seringue électrique à 2 mL par heure.

Volume de Rivotril®, en mL, à administrer en cas de convulsions :

La dose prescrite est de 1 mg.

Les ampoules sont conditionnées à 1 mg pour 2 mL. Nous administrons donc 2 mL de Rivotril® dosé à 1 mg pour 2 mL.

112

Première étape de la prescription de Mme B :

Dilution des 400 000 UI de Streptokinase®:

Si nous utilisons les flacons de 250 000 UI de Streptokinase®, il suffit de diluer les 250 000 UI dans 2,5 mL de sérum glucosé. En prélevant 4 mL, nous obtenons les 400 000 UI de Streptokinase® (2,5 mL contenant 250 000 UI d'un premier flacon + 1,5 mL contenant 150 000 UI d'un second flacon).

Volume de sérum glucosé à 5 % nécessaire pour obtenir le volume de 48 mL prescrit : 48 mL – 4 mL = 44 mL de sérum glucosé à 5 %.

Débit du pousse-seringue :

Débit = volume en mL : temps en minutes.

Dans ce cas, le temps prescrit est en minutes. Le débit est tout d'abord calculé en mL par min puis par h : 48 mL : 30 min = 1,6 mL/min.

1,6 mL x 60 = 96 mL/h.

➡ **Seconde étape de la prescription :**

Nous procédons de la même manière. Cependant, nous utilisons un flacon de Streptokinase® dosé à 750 000 UI. Nous proposons de diluer ce flacon dans 7,5 mL de sérum glucosé à 5 % et de compléter les 50 000 UI manquantes avec 0,5 mL du second flacon de 250 000 UI de Streptokinase® dilué avec 2,5 mL.

Volume de sérum glucosé à 5 % nécessaire pour obtenir les 48 mL prescrits : 48 mL – 8 mL = 40 mL.

Débit de la seringue :

Débit = volume en mL : temps en heure, soit 49 mL : 8 = 6 mL/h.

Exercices de niveau 5

113

La quantité de Curéthyl® est la suivante :
La perfusion est réglée à XL gouttes/minute, soit 2 mL/min.
Au bout de 4 heures ou 240 minutes, le volume perfusé est :
2 x 240 = 480 mL ou 0,48 L, dans lesquels il y a :
2 x 25 x 0,48/l = 24 mL de Curéthyl®.

114

Le débit de la perfusion doit être de :

$$\frac{1\,000 \times 20}{8 \times 60} = 41{,}66$$

= 41,66, ou, par excès, 42 gouttes par minute, soit XLII gouttes/min.

La composition de la nouvelle perfusion sera la suivante : 300 cm^3 de la précédente perfusion de 1 L sont passés. Il reste donc à passer un volume de 700 cm^3. Ce nouveau volume ne contient pas de KCl. Il contient, comme dans la composition précédente, du chlorure de sodium (NaCl) à la même concentration, soit 3 g par litre.
La nouvelle perfusion de 700 cm^3 contiendra donc :

0,7 x 3 = 2,1 g de NaCl.

Les ampoules de NaCl sont dosées à 20 % : 100 mL de solution contiennent 20 g de produit actif (NaCl). Le volume à mettre dans la perfusion est donc de :

$$\frac{100 \times 2,1}{20} = 10,5 \text{ mL de solution de NaCl dosé à 20 \%.}$$

Le volume total à perfuser est de 700 mL. Le débit de cette perfusion est donc égal à :

$$\frac{700 \times 20}{8 \times 60} = 29,16 \text{ ou 29 gouttes par défaut.}$$

Le débit est donc de : XXIX gouttes/min.

115

Volume de perfusion passé en 30 minutes :

40 gouttes x 30 = 1 200 gouttes.

Sachant que 1 mL = 20 gouttes,

$$\frac{1\,200 \text{ gouttes}}{20 \text{ gouttes}} = 60 \text{ mL.}$$

Dose d'antibiotique (en UI) passée en 30 minutes :

Dans 1 L de sérum physiologique, il y a 5 x 5 = 25 millions UI d'antibiotique.

Dans 60 mL de perfusion, il y a x millions d'antibiotique.

$$x = \frac{25 \text{ millions} \times 60}{1\,000} = 1,5 \text{ million UI d'antibiotique}$$

$$= 1\,500\,000 \text{ UI.}$$

Le patient aura donc reçu 1 500 000 UI en 30 minutes.

Volume de perfusion passé en 1 heure 30 minutes :

En 1 h 30 = 90 min, il passe 3 fois plus de produit :

60 x 3 = 180 mL.

Volume de NaCl reçu par le patient en 90 minutes :

Le chlorure de sodium isotonique est dosé à 9 ‰, c'est-à-dire qu'il y a 9 g de NaCl pour 1 000 mL d'eau.

Dans 180 mL de solution, il y a x g de NaCl.

$$x = \frac{9 \text{ g} \times 180 \text{ mL}}{1\,000} = 1,62 \text{ g NaCl} = 1\,620 \text{ mg.}$$

Le patient aura donc reçu 1 620 mg de NaCl en 1 heure 30 minutes.

Exercices de niveau 5

116

➡ **Les volumes de chlorure de sodium et de chlorure de potassium sont les suivants :**

Les 500 mL, ou 0,5 L, de soluté glucosé doivent contenir 4 g/L de chlorure de sodium (NaCl) et 1,5 g/L de chlorure de potassium (KCl). On doit donc inclure dans ce soluté :

2 g de NaCl et 0,75 g de KCl.

On dispose d'ampoules de NaCl à 20 %. Le volume de chlorure de sodium à inclure dans le soluté est donc égal à :

$$\frac{100 \times 2}{20} = 10 \text{ mL de NaCl.}$$

On dispose d'ampoules de KCl à 10 %. Le volume de chlorure de potassium à inclure dans le soluté est donc égal à :

$$\frac{100 \times 0{,}75}{10} = 7{,}5 \text{ mL de KCl.}$$

➡ **Le débit de cette perfusion sera le suivant :**

La perfusion précédente a un volume total de 500 mL ou 500 x 20 gouttes. Elle doit passer en 6 heures ou 6 x 60 minutes. Son débit sera donc de :

$$\frac{500 \times 20}{6 \times 60} = 27{,}77$$, soit 28 gouttes par excès ou : XXVIII gouttes/min.

117

➡ **Débit des perfusions de Mme X :**

On perfuse 1 L, donc 1 000 mL x 20 gouttes, d'Osmotan® (dosé à 5 %) en 24 heures, soit 24 x 60 min. Le débit de la perfusion est donc de :

$$\frac{1\,000 \times 20}{24 \times 60} = 13{,}88$$ ou 14 par excès, soit XIV gouttes/min, par excès.

En négligeant le volume de l'ampoule de Viscéralgine® (2 mL) diluée dans 50 mL de sérum glucosé, le volume à perfuser en 10 minutes est de 50 mL. Le débit de la perfusion est donc de :

$$\frac{50 \times 20}{10} = 100, \text{ soit C gouttes/min.}$$

On calcule de la même façon le débit de la perfusion de Trivé 1 000® :

$$\frac{750 \times 20}{12 \times 60} = 20{,}83 \text{ ou 21 par excès,}$$

soit : XXI gouttes/min, par excès.

La répartition sur 24 heures peut se faire de la façon suivante :

- de 8 h (premier jour) à 8 h (lendemain) : Osmotan® (1 L au débit de XIV gouttes/min) ;
- de 9 h à 9 h 10 (premier jour) : Viscéralgine® (une ampoule et 50 ml de soluté glucosé à 5 %, au débit de C gouttes/min) ;
- de 10 h à 22 h (premier jour) Trivé 1 000® (750 mL au débit de XXI gouttes/min). (Voir schéma ci-dessous.)

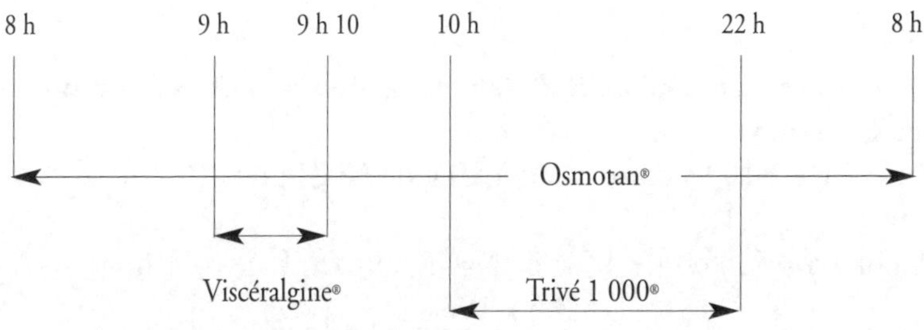

118

La dose de dopamine reçue par M. Y est :

7 µg x 60 = 420 µg/min, soit :
420 µg x 60 = 25 200 µg/h, donc de :
25 200 x 24 = 604 800 µg/24 h.
Or, 1 µg = 10^{-6} g = 0,000 001 g = 0,001 mg.
M. Y a donc reçu, en 24 heures :
604 000 µg = 604,8 mg de dopamine.

➡ **Réalisation de la prescription précédente pour 24 heures :**
On dispose de seringues électriques réglées à 6 mL/h. Par 24 heures, le volume perfusé est de 6 mL x 24 = 144 mL. Il faut donc 3 seringues de 50 mL qui ne seront pas remplies complètement :

$$\frac{144}{3} = 48 \text{ mL.}$$

On dispose d'ampoules de dopamine de 5 mL contenant 200 mg de produit actif. On utilisera donc une ampoule de dopamine (5 mL) et 43 (48 - 5) mL de sérum glucosé à 5 % par seringue (50 mL).
Le contenu de la première seringue est injecté de 8 h du matin à 16 h, celui de la seconde seringue de 16 h à 24 h, et le contenu de la troisième seringue est injecté de 24 h (0 h) à 8 h du matin.

119

➡ **Calcul du volume de NaCl (en mL) à ajouter à chaque flacon de 1 L de sérum :**
Le dosage à 10 % correspond à 10 g de NaCl pour 100 mL de solvant.
La prescription est de 3,5 g de NaCl pour x mL de solvant.

$$x = \frac{3{,}5 \text{ x } 100}{10} = 35 \text{ mL.}$$

Pour respecter la prescription, il faut 35 mL d'une solution de NaCl dosée à 10 %.

➡ **Calcul du volume de KCl (en mL) à ajouter à chaque flacon de 1 L de sérum :**
Le dosage à 7,5 % correspond à 7,5 g de KCl pour 100 mL de solvant.
La prescription est de 2 g de KCl pour x mL de solvant.

$$x = \frac{2 \text{ x } 100}{7{,}5} = 26{,}66 \text{ mL.}$$

Pour respecter la prescription, il faut 26,7 mL d'une solution de KCl dosée à 7,5 %.

Calcul du débit de chacun des flacons de la perfusion :

La prescription est de 2 L de sérum glucosé à 5 % pour 24 heures. Chaque flacon est de 1 L et durera donc 12 heures.

$$\text{Débit} = \frac{\text{volume en gouttes}}{\text{durée en min}}$$

$$= \frac{1\,000 \text{ mL x } 20 \text{ gouttes}}{12 \text{ x } 60 \text{ min}} = 27{,}77$$

soit 28 gouttes/min par excès (XXVIII gouttes/min).

Calcul du débit de la seringue électrique de Lénitral® :

Volume contenu dans la seringue :

15 mg de Lénitral® sont contenus dans 10 mL. Ces 15 mg de Lénitral® sont à diluer dans 30 mL de sérum glucosé à 5 %. Il y a donc 10 mL + 30 mL = 40 mL de solution contenant du Lénitral® dans la seringue.

Durée de la seringue électrique :

La prescription est de régler le pousse-seringue à 1 mg de Lénitral®/h. Il y a 15 mg de Lénitral® dans la seringue. La seringue durera donc 15 heures.

Débit de la seringue :

Il s'exprime en mL/h. Il y a 40 mL de solution dans la seringue à passer en 15 h.

$$\frac{40 \text{ mL}}{15 \text{ h}} = 2{,}66 \text{ mL/h.}$$

Le débit est de 2,66 mL/h.

Calcul du débit du Nutrison® :

$$\text{Débit} = \frac{\text{volume en gouttes}}{\text{durée en min}}$$

Volume (en gouttes) du Nutrison® :

500 mL = x gouttes

1 mL = 20 gouttes

x = 20 gouttes x 500 mL

= 10 000 gouttes.

Durée (en minutes) du passage du Nutrison® :

$$8 \text{ h} \times 60 \text{ min} = 480 \text{ min.}$$

$$\text{Débit} = \frac{10\,000 \text{ gouttes}}{480 \text{ min}} = 20{,}83$$

soit 21 gouttes/min par excès (XXI gouttes/min).

➡ **Planification du traitement de Mme U à partir de 8 h ce jour et pour 24 heures** (voir schéma ci-dessous) **:**

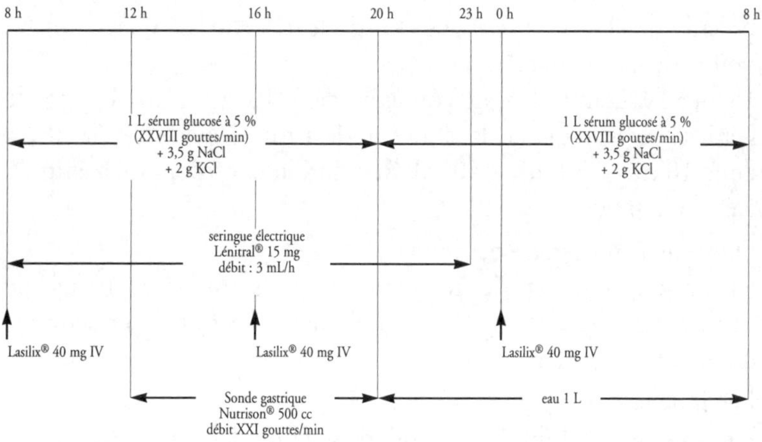

120

➡ **Réalisation de la prescription concernant l'Hémisuccinate d'hydrocortisone® :**

Volume (en mL) de solution à passer avec la seringue électrique sur 24 heures :

Le débit étant réglé à 1 mL/h, en 24 h, il passe 24 mL de solution.

Volume d'Hémisuccinate d'hydrocortisone® par 24 heures :

100 mg de produit actif sont contenus dans 2 mL.

160 mL de produit actif sont contenus dans x mL.

$$x = \frac{2 \times 160}{100} = 3{,}2 \text{ mL.}$$

Pour réaliser la prescription, il faut prélever 3,2 mL d'Hémisuccinate d'hydrocortisone® dans la seringue de 50 mL. Puis il est nécessaire de compléter par un volume de 24 mL – 3,2 mL = 20,8 mL de sérum physiologique.

Planification du traitement de M. I sur 24 heures à partir de 12 h (voir schéma ci-dessous) :

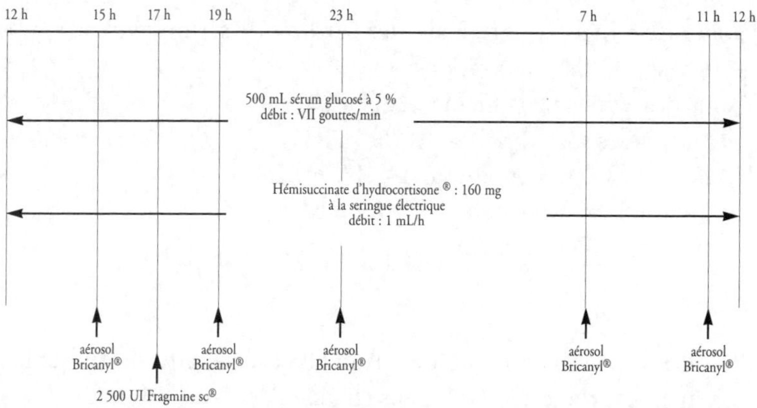

Calcul du débit du flacon de sérum glucosé à 5 % :

$$\text{Débit} = \frac{\text{volume en gouttes}}{\text{durée en min}}$$

$$= \frac{500 \text{ mL x } 20 \text{ gouttes}}{24 \text{ h x } 60 \text{ min}} = 6{,}94$$

soit 7 gouttes/min par excès (VII gouttes).

121

Calcul du volume (en mL) de NaCl et de KCl à ajouter à chaque flacon :

Volume de NaCl (en mL) à ajouter par litre de sérum glucosé à 5 % pour respecter la prescription :

Les ampoules de NaCl sont dosées à 20 %, soit 20 g de NaCl pour 100 mL.
La prescription est de 4 g de NaCl/L.
4 g de NaCl sont contenus dans x mL.

$$x = \frac{100 \text{ mL} \times 4 \text{ g}}{20} = 20 \text{ mL.}$$

Pour chaque flacon de 500 mL, il faut donc diviser la dose par 2. On ajoute 10 mL de NaCl dosé à 20 %.
Volume de KCl (en mL) à ajouter par litre de sérum glucosé à 5 % pour respecter la prescription :
Nous procédons de la même manière.
Les ampoules sont dosées à 7,5 %.
7,5 g de KCl sont contenus dans 100 mL.
La prescription est d'ajouter 2 g/L de KCl.

$$x = \frac{100 \text{ mL} \times 2 \text{ g}}{7{,}5} = 26{,}66 \text{ soit } 26{,}7 \text{ mL par excès.}$$

Pour les flacons de 500 mL de sérum glucosé, il suffit de diviser par 2. On ajoute donc 13,3 mL dans chaque flacon de 500 mL.

➡ **Répartition du traitement médicamenteux sur 24 heures** (voir schéma ci-dessous) :

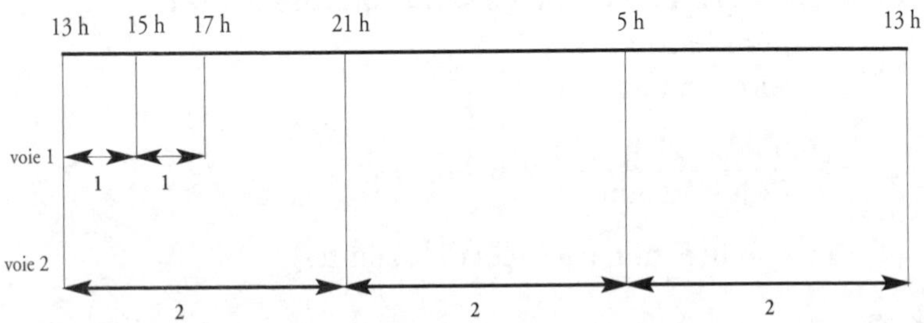

1 - 1 culot globulaire ; débit = XXV gouttes/min.
2 - 500 cc de sérum glucosé à 5 % + 2 g NaCl + 1 g KCl ; débit : XXI gouttes/min.

Calcul du débit de chaque flacon de la perfusion :

Nous considérons que les culots globulaires passent sur une voie différente de celle du glucosé à 5 % :

Débit d'un flacon de 500 mL de sérum glucosé :

$$\text{Débit} = \frac{\text{volume en gouttes}}{\text{durée en min}}$$

$$= \frac{500 \text{ mL x } 20 \text{ gouttes}}{8 \text{ x } 60 \text{ min}} = 20{,}83$$

soit 21 gouttes/min par excès (XXI gouttes).

Débit d'un culot globulaire :

Nous retenons comme volume moyen d'un culot globulaire 200 mL. Les tubulures utilisées pour le passage du sang sont classiquement calibrées à 1 mL = 15 gouttes.

$$\text{Débit} = \frac{200 \text{ mL x } 15 \text{ gouttes}}{2 \text{ x } 60 \text{ min}}$$

= XXV gouttes/min.

122

Réalisation de la prescription de Lévophed® :

Volume de solution passé en 8 heures :

La vitesse du pousse-seringue est de 2,5 mL/h.

2,5 mL x 8 = 20 mL.

Volume représenté par la dose de 24 mg de Lévophed® prescrit :

Le Lévophed® se présente en ampoule de 4 mL contenant 8 mg de produit actif. Pour respecter la prescription, il faut donc : x mL pour 24 mg de produit actif.

$$x = \frac{24 \text{ mg x } 4 \text{ mL}}{8 \text{ mg}} = 12 \text{ mL.}$$

Il faut donc prélever 12 mL de Lévophed®, soit 3 ampoules de Lévophed® 8 mg et ajouter 20 mL – 12 mL = 8 mL de sérum physiologique dans la seringue de 50 mL. Il ne reste plus ensuite qu'à installer la seringue contenant 20 mL de solution diluée de Lévophed® 8 mg et à régler le débit à 2,5 mL/h.

➡ Planification du traitement de Mme C sur 24 heures
(voir schéma ci-dessous) :

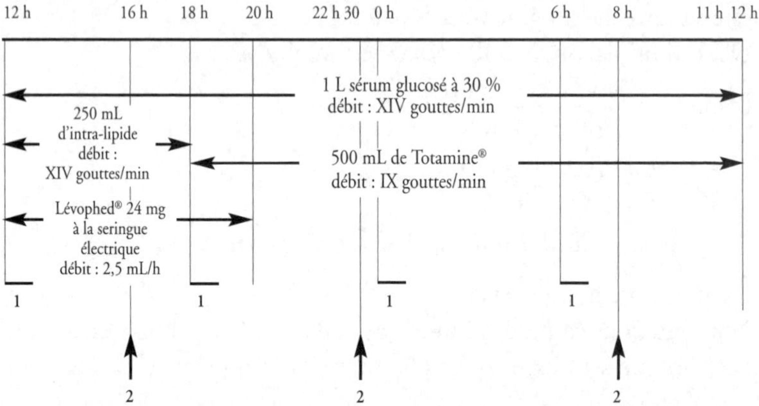

1 - Vancomycine® : 2 g dans 100 mL de sérum glucosé à 5 % pour 1 h ; débit = XXXV gouttes/min.
2 - Claforan® : 2 g dans 50 mL de sérum glucosé à 5 % pour 30 min ; débit : XXXIII gouttes/min.

➡ Calcul du débit des différentes perfusions sur le cathéter central :

Débit du flacon de sérum glucosé 30 % :

$$\text{Débit} = \frac{\text{volume en gouttes}}{\text{durée en min}}$$

$$= \frac{1\,000 \text{ mL x } 20 \text{ gouttes}}{24 \text{ h x } 60 \text{ min}} = 13{,}88$$

soit 14 gouttes/min par excès (XIV gouttes/min).

Débit de l'Intralipide® :
Par la même procédure,

$$\frac{250 \text{ mL x } 20 \text{ gouttes}}{6 \text{ h x } 60 \text{ min}} = 13{,}88$$

soit 14 gouttes/min par excès (XIV gouttes/min).

Débit de la Totamine® 25 :
Par la même procédure,

$$\frac{500 \text{ mL x } 20 \text{ gouttes}}{18 \text{ h x } 60 \text{ min}} = 9{,}25$$

soit 9 gouttes/min par défaut (IX gouttes/min).

Débit de la Vancomycine® :

La Vancomycine® se présente en flacon de 1 g à diluer dans 20 mL de solvant. La prescription est de 2 g/24 h en 4 fois, soit 0,5 g à chaque fois. Cela représente donc 10 mL à ajouter au flacon de 100 mL de sérum glucosé à 5 %.

Par la même procédure,

$$\frac{100 \text{ mL x } 20 \text{ gouttes}}{60 \text{ min}} = 36{,}66$$

soit 37 gouttes/min par excès (XXXVII gouttes/min).

Débit du Claforan® :

Le Claforan® se présente en flacon de 1 g à diluer dans 2 mL de solvant. La prescription est de 2 g x 3 fois par 24 h. Cela représente donc 2 mL x 2 = 4 mL à ajouter à chaque flacon de 50 mL de sérum glucosé à 5 %.

Par la même procédure,

$$\frac{50 \text{ mL x } 20 \text{ gouttes}}{30 \text{ min}} = 33{,}33$$

soit 33 gouttes/min par défaut (XXXIII gouttes/min).

ou en tenant compte des 4 mL de Claforan® dilué :

$$(50 + 4) \text{ x } \frac{20}{30} = 36 \text{ gouttes/min (XXXVI gouttes/min).}$$

Calcul du débit des différentes perfusions sur le cathéter périphérique :

Débit de la perfusion de sérum glucosé :

$$\text{Débit} = \frac{\text{volume en gouttes}}{\text{durée en min}}$$

$$= \frac{500 \text{ mL x } 20 \text{ gouttes}}{24 \text{ h x } 60 \text{ min}} = 6{,}94$$

soit 7 gouttes/min par excès (VII gouttes/min).

Exercices de niveau 6

123

La surface corporelle est lue sur l'échelle centrale de l'abaque joint en annexe 4, p. 169, au point où elle est coupée par la droite qui unit le chiffre de la taille (1,70 m) et le chiffre du poids (80 kg) : 1,92 m².

➡ **La quantité de Fluoro-Uracile®** à mettre dans la perfusion est de :

$$200 \text{ mg/m}^2 \times 1{,}92 = 384 \text{ mg.}$$

➡ **La quantité de Cisplatyl®** à mettre dans la perfusion est de :

$$20 \text{ mg/m}^2 \times 1{,}92 = 38{,}4 \text{ mg.}$$

➡ **Le Fluoro-Uracile®** se présente sous la forme d'ampoules de 5 mL dosées à 250 mg. Le volume de Fluoro-Uracile® à mettre dans la perfusion est donc égal à :

$$\frac{5 \times 384}{250} = 7{,}68 \text{ mL}$$, arrondi dans la réalité à 7,7 mL de Fluoro-Uracile®.

➡ **Le Cisplatyl®** se présente sous la forme de flacons de 50 mg à diluer avec 50 mL de solvant. Le volume de Cisplatyl® à inclure dans la perfusion est donc égal à :

$$\frac{50 \times 38{,}4}{50} = 38{,}4 \text{ mL.}$$

➡ **La perfusion de Fluoro-Uracile®** a un volume total de : 500 cm³ de NaCl + 7,68 mL de Fluoro-Uracile® = 507,68 mL. Cette perfusion doit passer en 12 heures. Son débit est donc de :

$$\frac{507{,}68 \times 20}{12 \times 60} = 14{,}10$$, soit XIVgouttes/min, par défaut.

➡ **La perfusion de Kytril®,** si l'on néglige le volume du produit actif, a un volume de 50 mL à passer en 10 min. Son débit est donc de :

$$\frac{50 \times 20}{10} = 100$$, soit C gouttes/min.

La perfusion de Cisplatyl® a un volume total de : 250 mL de NaCl + 38,4 mL de Cisplatyl® = 288,4 mL. Cette perfusion doit passer en 30 minutes. Son débit est donc :

$$\frac{288{,}4 \times 20}{30} = 192{,}26 \text{ soit CXCII gouttes/min, par défaut.}$$

La quantité de chlorure de sodium reçue par M. X au cours de sa chimiothérapie est la suivante :

Les perfusions de Fluoro-Uracile® et de Cisplatyl® contiennent respectivement 500 cm^3 de NaCl à 0,9 % et 250 mL de NaCl à 0,9 %, soit un total de 750 mL de NaCl à 0,9 %. Par définition, 100 mL de solution à 0,9 % contiennent 0,9 g ou 900 mg de produit actif. La quantité totale de NaCl contenue dans les perfusions précédentes est donc égale à :

$$\frac{900 \times 750}{100} = 6\,750 \text{ mg ou } 6{,}75 \text{ g.}$$

124

La surface corporelle est lue sur l'échelle centrale de l'abaque joint en annexe IV, p 169, au point où elle est coupée par la droite qui unit le chiffre de la taille (1,60 m) et le chiffre du poids (59 kg) : 1,60 m^2.

Quantité de Cysplatyl® à mettre dans la perfusion :

$$30 \text{ mg/m}^2 \times 1{,}60 = 48 \text{ mg.}$$

Quantité d'Amétycine® à mettre dans la perfusion :

$$6 \text{ mg/m}^2 \times 1{,}60 = 9{,}6 \text{ mg.}$$

Quantité d'Holoxan® à mettre dans la perfusion :

$$1{,}5 \text{ g/m}^2 \times 1{,}60 = 2{,}40 \text{ g.}$$

Quantité d'Uromitexan® à mettre dans la perfusion :

$$1{,}2 \text{ g/m}^2 \times 1{,}60 = 1{,}92 \text{ g.}$$

Volume de Cysplatyl® à mettre dans la perfusion :

Le Cysplatyl® se présente sous forme de flacons de 50 mg à diluer dans 50 mL de solvant. Le volume à inclure dans la perfusion est donc :

$$\frac{50 \times 48}{50} = 48 \text{ mL.}$$

➡ **Volume d'Amétycine® à mettre dans la perfusion :**

L'Amétycine® se présente sous forme de flacons de 2 mg à diluer dans 5 mL de solvant. Le volume à inclure dans la perfusion est donc :

$$\frac{5\text{ mL} \times 9{,}6}{2} = 24\text{ mL.}$$

➡ **Volume d'Holoxan® à mettre dans la perfusion :**

L'Holoxan® se présente sous forme d'ampoules de 14 mL dosées à 1 g de produit actif. Le volume à inclure dans la perfusion est donc :

$$\frac{14\text{ mL} \times 2{,}4}{1} = 33{,}6\text{ mL.}$$

➡ **Volume d'Uromitexan® à mettre dans la perfusion :**

L'Uromitexan® se présente sous forme d'ampoules de 4 mL dosées à 400 mg de produit actif soit 0,400 g. Le volume à inclure dans la perfusion est donc :

$$\frac{4\text{ mL} \times 1{,}92}{0{,}400} = 19{,}2\text{ mL.}$$

➡ **Débit de l'hydratation :**

Le volume en gouttes de la perfusion d'hydratation est :

1 000 mL x 20 gouttes = 20 000 gouttes.

La durée de la perfusion est de 1 heure soit 60 minutes.

Le débit de l'hydratation sera donc :

$$\frac{\text{Volume en gouttes}}{\text{Durée en minutes}} = \frac{20\,000}{60} = 333{,}33$$ soit 333 gouttes/min par défaut (CCCXXXIII gouttes).

Ce débit n'est pas contrôlable. Il serait plus judicieux d'utiliser un régulateur de débit réglé en mL/min. Le débit devient donc :

$$\frac{100\text{ mL}}{60\text{ min}} = 16{,}66$$ soit 17 mL/min par excès.

➡ **Débit de la perfusion de Kitryl® :**

Le volume en gouttes de la perfusion est :

50 mL x 20 gouttes = 1 000 gouttes.

La durée de la perfusion est de 10 minutes.

Le débit de la perfusion sera donc :

$$\frac{\text{Volume en gouttes}}{\text{Durée en minutes}} = \frac{1\,000}{10} = 100 \text{ gouttes/min (C gouttes).}$$

Ce débit n'est pas contrôlable. Il serait judicieux d'utiliser un régulateur de débit réglé en mL/min. Le débit devient donc :

$$\frac{100 \text{ gouttes}}{20} = 5 \text{ mL/min.}$$

Débit de la perfusion de Cisplatyl® :

Le volume en gouttes de la perfusion est :

250 mL x 20 gouttes = 5 000 gouttes.

La durée de la perfusion est de 30 minutes.

Le débit de la perfusion sera donc :

$$\frac{\text{Volume en gouttes}}{\text{Durée en minutes}} = \frac{5\,000}{30} = 166{,}66, \text{ soit 167 gouttes par excès (CLXVII gouttes).}$$

Ce débit n'est pas contrôlable. Il serait plus judicieux d'utiliser un régulateur de débit réglé en mL/min. Le débit devient donc :

$$\frac{250 \text{ mL}}{30 \text{ min}} = 8{,}33 \text{ mL/min.}$$

Débit de la perfusion d'Holoxan® :

Le volume en gouttes de la perfusion est :

250 mL x 20 gouttes = 5 000 gouttes.

La durée de la perfusion est de 30 minutes.

Le débit de la perfusion sera donc :

$$\frac{\text{Volume en gouttes}}{\text{Durée en minutes}} = \frac{5\,000}{30} = 166{,}66, \text{ soit 167 gouttes par excès (CLXVII gouttes).}$$

Ce débit n'est pas contrôlable. Il serait plus judicieux d'utiliser un régulateur de débit réglé en mL/minute. Le débit devient donc :

$$\frac{250 \text{ mL}}{30 \text{ min}} = 8{,}33 \text{ mL/min.}$$

➡ Débit de la perfusion d'Améticyne® :

Le volume en gouttes de la perfusion est :

50 mL x 20 gouttes = 1 000 gouttes.

La durée de la perfusion est de 1 heure 30 minutes soit 90 minutes.

Le débit de la perfusion sera donc :

$$\frac{\text{Volume en gouttes}}{\text{Durée en minutes}} = \frac{1\,000}{90} = \text{11,11, soit 11 gouttes/min par défaut (XI gouttes).}$$

➡ Débit de la perfusion d'Uromitexan® :

Le volume en gouttes de la perfusion est :

250 mL x 20 gouttes = 5 000 gouttes.

La durée de la perfusion est de 8 heures soit 480 minutes.

Le débit de la perfusion sera donc :

$$\frac{\text{Volume en gouttes}}{\text{Durée en minutes}} = \frac{5\,000}{480} = \text{10,41, soit 10 gouttes/min par défaut (X gouttes).}$$

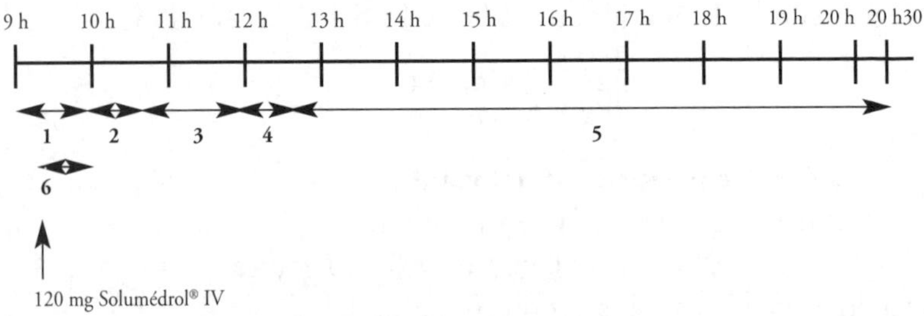

1	1 L de sérum glucosé à 5 % + 3 g NaCl + 2 g KCl	→	débit 16,66 mL/min.
2	250 mL de NaCl 0,9 % + 48 mg Cisplatyl®	→	débit 8,33 mL/min.
3	50 mL de NaCl 0,9 % + 9,6 mg d'Amétycine®	→	débit 11 gouttes/min.
4	250 mL de NaCl 0,9 % + 2,40 g d'Holoxan®	→	débit 8,33 mL/min.
5	250 mL de NaCl 0,9 % + 1,92 g d'Uromitexan®	→	débit 10 gouttes/min.
6	50 mL de sérum glucosé à 5 % + 1 amp. de Kitril®	→	débit 5 mL/min.

125

Débit de l'hydratation :

Il faut ajouter les 6 g de NaCl. Celui-ci se présente sous forme d'ampoules dosées à 20 %, donc 6 g de NaCl correspondent à un volume de :

$$\frac{6 \times 100}{20} = 30 \text{ mL.}$$

La perfusion aura donc un volume de 1 000 mL de sérum glucosé + 30 mL de NaCl soit 1 030 mL ; ce qui représente :

1 030 mL x 20 gouttes = 20 600 gouttes.

La perfusion doit s'écouler en 4 heures, soit 4 h x 60 min = 240 min.

Le débit sera donc :

$$\text{Débit} = \frac{\text{volume en gouttes}}{\text{durée en minutes}} = \frac{20\ 600}{240} = 85{,}33$$, soit 85 gouttes/min par défaut (LXXXV gouttes).

Débit de la perfusion de Cysplatyl® :

Il faut ajouter 1 ampoule de Cysplatyl® aux 500 mL de NaCl isotonique. Le volume en gouttes sera :

500 mL x 20 gouttes = 10 000 gouttes.

La durée de la perfusion en minutes sera de : 3 h x 60 min = 180 min.

Le débit sera donc :

$$\frac{\text{Volume en gouttes}}{\text{Durée en minutes}} = \frac{10\ 000}{180} = 55{,}55$$, soit 56 gouttes/min par excès (LVI gouttes).

Volume de 5 Fluoro-Uracile® à ajouter à la perfusion :

Le 5 Fluoro-Uracile® se présente en ampoules de 5 mL contenant 250 mg de produit actif. La prescription nécessite d'ajouter 225 mg de 5 Fluoro-Uracile® dans chaque flacon de 1 L de sérum glucosé, soit :

$$\frac{5 \text{ mL} \times 225}{250} = 4{,}5 \text{ mL.}$$

➡ **Débit de la perfusion de 5 Fluoro-Uracile® (post-hydratation) :**
Il faut retirer 4,5 mL de sérum glucosé du flacon de 1 L de perfusion, puis ajouter les 4,5 mL de 5 Fluoro-Uracile®. Le volume de la perfusion reste donc de 1 000 mL, soit 20 000 gouttes.
La durée de chaque flacon doit être de 8 heures, soit :

$$8 \text{ h} \times 60 \text{ min} = 480 \text{ min.}$$

Le débit est donc :

$$\frac{\text{Volume en gouttes}}{\text{Durée en minutes}} = \frac{20\,000}{480} = 41{,}66, \text{ soit 42 gouttes/min}$$

par excès (XLII gouttes).

➡ **Débit de la perfusion de Zophren® :**
Le volume à perfuser est de 50 mL, soit :

$$50 \text{ mL} \times 20 \text{ gouttes} = 1\,000 \text{ gouttes.}$$

La durée de la perfusion doit être de 15 minutes.

Le débit sera donc :

$$\frac{\text{Volume en gouttes}}{\text{Durée en minutes}} = \frac{1\,000}{15} = 66{,}66 \text{ gouttes, soit 67 gouttes/min}$$

par excès (LXVII gouttes).

126

➡ **Réalisation de la prescription d'Hypnovel® :**
Volume de solution d'Hypnovel® (en mL), administré par 24 heures :
6 mL x 24 h = 144 mL,
soit 48 mL x 3 fois,
soit 3 seringues de 48 mL.

Dose d'Hypnovel® (en mg) reçue par Mme Yvonne en 24 heures :
0,1 ml x 62,5 kg x 24 h = 150 mg par 24 heures.

Dose d'Hypnovel® (en mg) pour 8 heures :

$$\frac{150 \text{ mg}}{3} = 50 \text{ mg.}$$

Dose d'Hypnovel® (en mL) à prélever dans une seringue pour 8 heures :
L'Hypnovel® est conditionné en ampoules de 50 mg pour 10 mL.

Il faut donc 10 mL d'Hypnovel® par seringue, puis compléter la seringue avec du sérum physiologique jusqu'à 48 mL,
soit 48 mL – 10 mL = 38 mL.
Régler le pousse-seringue à une vitesse de 6 mL par heure.

Calcul du débit du Clamoxyl® :

$$\text{Débit} = \frac{\text{volume en gouttes}}{\text{durée en min}}$$

$$= \frac{50 \text{ mL x } 20 \text{ gouttes}}{15 \text{ min}} = 66{,}66$$

soit 67 gouttes/min par excès (LXVII gouttes/min).

Calcul du débit de la Fosfocine® :

$$\text{Débit} = \frac{\text{volume en gouttes}}{\text{durée en min}}$$

$$= \frac{250 \text{ mL x } 20 \text{ gouttes}}{4 \text{ x } 60} = 20{,}83$$

soit 21 gouttes/min par excès (XXI gouttes/min).

Calcul du débit du flacon d'Osmotan® :

$$\text{Débit} = \frac{\text{volume en gouttes}}{\text{durée en min}}$$

$$= \frac{2\,000 \text{ mL x } 20 \text{ gouttes}}{24 \text{ h x } 60} = 27{,}77$$

soit 28 gouttes/min par excès (XXVIII gouttes/min).

Planification sur 24 heures, du traitement de Mme Yvonne (voir page suivante) :

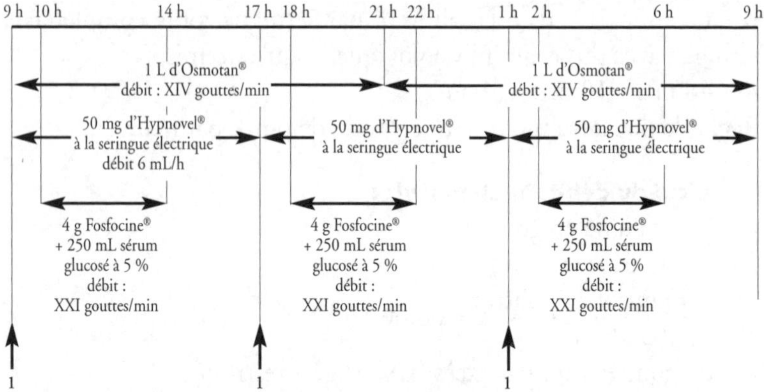

1 - 2 g de Clamoxyl® dans 50 mL de sérum physiologique : 1/4 d'heure.

127

Réalisation de la prescription de Dopamine® :

Dose de Dopamine® (en mg) reçue par M. Gaston en 24 heures :
1 γ = 1 µg/kg/min.
15 γ = 15 µg/kg/min.
M. Gaston pèse 65 kg.
15 µg x 65 kg x 60 min x 24 h =
1 404 000 µg = 1 404 mg.

Volume de solution de Dopamine® reçu par M. Gaston en 24 heures : 8 mL x 24 h = 192 mL, soit 48 mL x 4, soit 4 seringues de 48 mL sur 24 heures.

Chaque seringue s'écoulera sur

$$\frac{24\ \text{h}}{4} = 6 \text{ heures.}$$

Volume de Dopamine® (en mL) reçu par M. Gaston en 6 heures :

$$\frac{1\ 404\ \text{mg}}{4\ \text{h}} = 351 \text{ mg, soit 7 ampoules,}$$

soit 35 mL de Dopamine® dosée à 50 mg/5 mL + 13 mL de sérum physiologique.

Calcul du volume de KCl (en mL) à administrer pour respecter la prescription :
Une concentration à 10 % correspond à 10 g de KCl pour 100 mL de solvant.
La prescription est de 6 g de KCL pour x mL.
x = 60 mL, soit 6 ampoules de 10 mL de KCl dosées à 10 %.

Calcul du débit de la perfusion de KCl :

$$\text{Débit} = \frac{\text{volume en gouttes}}{\text{durée en min}}$$

$$= \frac{250 \text{ mL x } 20 \text{ gouttes}}{4 \text{ h x } 60 \text{ min}} = 20{,}83$$

soit 21 gouttes/min par excès (XXI gouttes/min).

128

Durée de la seringue électrique contenant le Narcozep® (hypnotique sédatif) + Fentanyl® (anesthésique morphinique) + Pavulon® (curarisant) :
La seringue est d'un volume de 50 mL, soit en fait 48 mL + 2 mL pour les prolongateurs.
Elle doit passer à la vitesse de 3 mL/h. Sa durée sera donc :

48 mL : 3 mL/h = 16 h.

Il est probable que la prescription de la sédation sera renouvelée à son terme, afin de ne pas interrompre le « sommeil » de M. X.

Durée de la seringue électrique contenant le Levophed® (hypnotique) :
La seringue est d'un volume de 50 mL, soit en fait 48 mL + 2 mL pour les prolongateurs.
Elle doit passer à la vitesse de 2 mL/h. Sa durée sera donc :

48 mL : 2 mL/h = 24 h.

Durée de la seringue électrique contenant l'Ornicétil® :
La seringue est d'un volume de 50 mL, soit en fait 48 mL + 2 mL pour les prolongateurs.

Elle doit passer à la vitesse de 2 mL/h. Sa durée sera donc :

48 mL : 2 mL/h = 24 h.

➡ Durée de la seringue électrique contenant le Vectarion® (analeptique respiratoire).

La seringue est d'un volume de 50 mL, soit en fait 48 mL + 2 mL pour les prolongateurs.

Elle doit passer à la vitesse de 6 mL/h. Sa durée sera donc :

48 mL : 6 mL/h = 8 h.

➡ Débit des perfusions :

L'Intralipide® (solution lipidique) doit être perfusé si possible seul, pour éviter les emboles lipidiques.

L'Hyperamine® (solution d'acides aminés) peut, en revanche, être perfusée en dérivation d'une autre perfusion. Pour la situation, elle sera perfusée seule. Le volume à perfuser sur la même voie par 24 heures devient donc : 250 mL d'Intralipide® + 250 mL d'Hyperamine® + 1 500 mL de sérum glucosé contenant 12 g de NaCl = 2 000 mL, soit 2 000 mL x 20 gouttes = 40 000 gouttes.

Le débit de chaque flacon sera donc :

$$\text{Débit} = \frac{\text{volume en gouttes}}{\text{durée en minutes}} = \frac{40\,000 \text{ gouttes}}{24 \text{ h x } 60 \text{ min}} = 27{,}77$$

soit 28 gouttes/min par excès (XXVIII gouttes).

➡ Durée de perfusion du flacon d'Intralipide® :

2 000 mL sont perfusés en 24 heures.

250 mL seront perfusés en y h, soit $y = \dfrac{250 \text{ x } 24}{2\,000} = 3$ h.

➡ Durée du flacon d'Hyperamine® :

2 000 mL seront perfusés en 24 heures.

250 mL seront perfusés en y h, soit $y = \dfrac{250 \text{ x } 24}{2\,000} = 3$ h.

Pour le sérum glucosé : le volume à perfuser est de 1 500 mL, c'est-à-dire 1 flacon de 500 mL + 1 flacon de 1 000 mL.

Durée de perfusion du flacon de 500 mL de sérum glucosé :

2 000 mL sont perfusés en 24 heures.

500 mL seront perfusés en *y* h, soit $y = \frac{500 \times 24}{2\,000} = 6$ h.

Durée de perfusion du flacon de 1 000 mL de sérum glucosé :

2 000 mL sont perfusés en 24 heures.

1 000 mL seront perfusés en *y* h, soit $y = \frac{1\,000 \times 24}{2\,000} = 12$ h.

Débit de la perfusion d'Amiklin® (antibiotique) :

Il n'y a pas de prescription médicale de durée de perfusion. Il faut probablement se référer à un protocole écrit de service.

Arbitrairement nous choisissons de perfuser ce produit sur 30 min.

$$\text{Débit} = \frac{\text{volume en gouttes}}{\text{durée en minutes}} = \frac{50 \text{ mL} \times 20 \text{ gouttes}}{30 \text{ min}} = 33{,}33$$

soit 33 gouttes/min par défaut (XXXIII gouttes).

Débit de la perfusion de Ciflox® (antibiotique) :

Il n'y a pas de prescription médicale de durée de perfusion. Il faut probablement se référer à un protocole écrit de service.

Arbitrairement, nous choisissons de perfuser ce produit sur 60 min.

$$\text{Débit} = \frac{\text{volume en gouttes}}{\text{durée en minutes}} = \frac{200 \text{ mL} \times 20 \text{ gouttes}}{60 \text{ min}} = 66{,}66$$

soit 67 gouttes/min par excès (LXVII gouttes).

Débit de la perfusion de Vancomycine® (antibiotique) :

Il n'y a pas de prescription médicale de durée de perfusion. Il faut probablement se référer à un protocole écrit de service.

Arbitrairement, nous choisissons de perfuser ce produit sur 60 min.

$$\text{Débit} = \frac{\text{volume en gouttes}}{\text{durée en minutes}} = \frac{50 \text{ mL} \times 20 \text{ gouttes}}{60 \text{ min}} = 16{,}66$$

soit 17 gouttes/min par excès (XVII gouttes).

➡ **Débit de la perfusion de Bactrim® (antibiotique) :**
Il n'y a pas de prescription médicale de durée de perfusion. Il faut probablement se référer à un protocole écrit de service.
Arbitrairement, nous choisissons de perfuser ce produit sur 60 min.

$$\text{Débit} = \frac{\text{volume en gouttes}}{\text{durée en minutes}} = \frac{100\text{ mL x }20\text{ gouttes}}{60\text{ min}} = 33{,}33$$

soit 33 gouttes/min par défaut (XXXIV gouttes).

➡ **Débit de la perfusion de Trifucan® (antibiotique) :**
Il n'y a pas de prescription médicale de durée de perfusion. Il faut probablement se référer à un protocole écrit de service.
Arbitrairement, nous choisissons de perfuser ce produit sur 30 min.

$$\text{Débit} = \frac{\text{volume en gouttes}}{\text{durée en minutes}} = \frac{100\text{ mL x }20\text{ gouttes}}{30\text{ min}} = 66{,}66$$

soit 67 gouttes/min par défaut (LXVI gouttes).

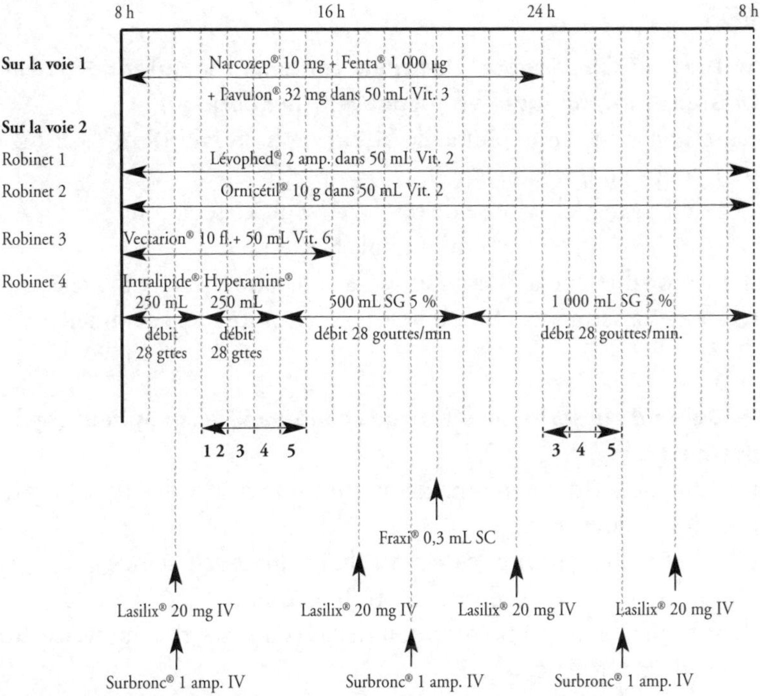

1 Amiklin® 1 g dans 50 mL → débit 33 gouttes/min.
2 Triflucan® 100 mg dans 50 mL → débit 66 gouttes/min.
3 Ciflox® 400 mg dans 200 mL → débit 67 gouttes/min.
4 Vancomycine® 1 g. dans 50 mL → débit 17 gouttes/min.
5 Bactrim® 400 mg dans 100 mL → débit 33 gouttes/min.

129

➡ **Durée de la seringue électrique contenant le Sufenta® (anesthésique morphinique) et l'Hypnovel® (hypnotique) :**
La seringue est d'un volume de 50 mL, soit en fait 48 mL + 2 mL pour les prolongateurs.
Elle doit passer à la vitesse de 6 mL/h. Sa durée sera donc :

48 mL : 6 mL/h = 8 h.

Il est probable que la prescription de la sédation sera renouvelée au terme de la seringue, afin de ne pas interrompre le « sommeil » de M. B.

➡ **Durée de la seringue électrique contenant le Lévophed® (hypnotique) :**
La seringue est d'un volume de 50 mL, soit en fait 48 mL + 2 mL pour les prolongateurs.
Elle doit passer à la vitesse de 3 mL/h. Sa durée sera donc :

48 mL : 3 mL/h = 16 h.

Il est probable que la prescription de la sédation sera renouvelée au terme de la seringue.

➡ **Durée de la seringue électrique contenant le Dobutrex® (sympathomimétique) :**
La seringue est d'un volume de 50 mL, soit en fait 48 mL + 2 mL pour les prolongateurs.
Elle doit passer à la vitesse de 3 mL/h. Sa durée sera donc :

48 mL : 3 mL/h = 16 h.

Il est probable que la prescription sera renouvelée au terme de la seringue.

➡ **Durée de la seringue électrique contenant l'Acrapid® (insuline rapide) :**
La seringue est d'un volume de 50 mL, soit en fait 48 mL + 2 mL pour les prolongateurs. Elle doit passer à la vitesse de 2 mL/h. Sa durée sera donc :

48 mL : 2 mL/h = 24 h.

Débit des perfusions :

L'Intralipide® doit être perfusé si possible seul pour éviter les emboles lipidiques.

L'Hyperamine® peut, en revanche, être perfusée en dérivation d'une autre perfusion.

Il n'y a pas de prescription sur la durée des perfusions d'Hyperamine® et d'Intralipide®. Il faut probablement se référer à un protocole de service.

Nous choisissons à partir de nos connaissances de perfuser l'Intralipide® en 8 heures (produit à perfuser lentement) et l'Hyperamine® sur 16 heures.

Le volume à perfuser sur la même voie par 24 heures devient donc : 500 mL d'Intralipide® + 750 mL d'Hyperamine® = 1 250 mL, soit 1 250 mL x 20 gouttes = 25 000 gouttes.

Le débit de chaque flacon sera donc :

$$\text{Débit} = \frac{\text{volume en gouttes}}{\text{durée en minutes}} = \frac{25\ 000 \text{ gouttes}}{24 \text{ h} \times 60 \text{ min}} = 17{,}36$$

soit 17 gouttes/min par défaut (XVII gouttes).

Pour le sérum glucosé à 10 %, le volume à perfuser est de 2 500 mL, c'est-à-dire un flacon de 500 mL et 2 flacons de 1 000 mL sur 16 heures (pour éviter de perfuser en même temps que l'Intralipide®).

Durée de perfusion du flacon de 500 mL de sérum glucosé :

2 500 mL sont perfusés en 16 heures.

500 mL seront perfusés en *y* h, soit :

$$y = \frac{500 \times 16}{2\ 500} = 3{,}6 \text{ h (3 h 36 min).}$$

Nous choisissons de perfuser les 500 mL de sérum glucosé à 10 % en 4 heures.

Débit du flacon de 500 mL de glucosé à 10 % :

$$\text{Débit} = \frac{\text{volume en gouttes}}{\text{durée en minutes}} = \frac{500 \text{ mL} \times 20 \text{ gouttes}}{4 \text{ h} \times 60 \text{ min}} = 41{,}66$$

soit 42 gouttes/min par excès (XXXXII gouttes).

Durée de perfusion des 2 flacons de 1000 mL de sérum glucosé :

12h : 2 = 6 h.

Débit de chaque flacon de 1 000 mL de sérum glucosé à 10 % :

$$\text{Débit} = \frac{\text{volume en gouttes}}{\text{durée en minutes}} = \frac{20\ 000 \text{ gouttes}}{6 \text{ h} \times 60 \text{ min}} = 55{,}55$$

soit 56 gouttes/min par excès (LVI gouttes).

➡ **Débit de la perfusion de PediK® (potassium) :**

$$\text{Débit} = \frac{\text{volume en gouttes}}{\text{durée en minutes}} = \frac{50 \text{ mL} \times 20 \text{ gouttes}}{4 \text{ h} \times 60 \text{ min}} = 4{,}16$$

soit 4 gouttes/min par défaut (IV gouttes).

➡ **Débit de la perfusion de Dipeptiven® (acides aminés) :**

$$\text{Débit} = \frac{\text{volume en gouttes}}{\text{durée en minutes}} = \frac{500 \text{ mL} \times 20 \text{ gouttes}}{6 \text{ h} \times 60 \text{ min}} = 27{,}77$$

soit 28 gouttes/min par excès (XXVIII gouttes).

➡ **Débit de la perfusion de Tienam® :**

Il n'y a pas de prescription médicale de durée de perfusion. Il faut probablement se référer à un protocole écrit de service.

Arbitrairement nous choisissons de perfuser ce produit sur 60 min.

$$\text{Débit} = \frac{\text{volume en gouttes}}{\text{durée en minutes}} = \frac{100 \text{ mL} \times 20 \text{ gouttes}}{60 \text{ min}} = 33{,}33$$

soit 33 gouttes/min par défaut (XXIII/min).

La prescription de Mopral® n'indique pas le mode d'administration. Il s'agit probablement d'une ampoule à injecter en IV lente.

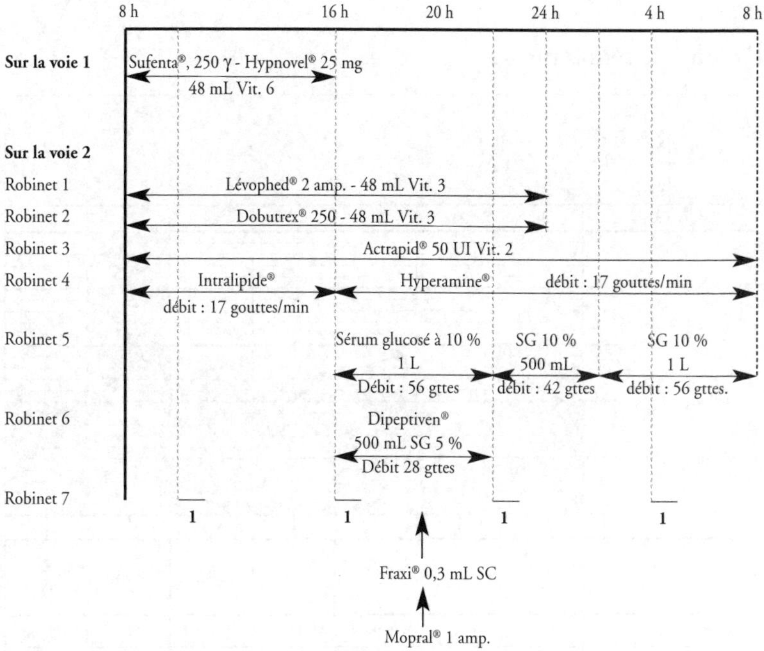

1 Tienam® 500 mg dans 100 mL/1 h → débit = 33 gouttes.

130

Feuille de température

Nom	P		Groupe sanguin
Prénom	Patrice		
Âge	41 ans		
Entré le	20 août		

Mois d'août	20	21	22	23	24	25	26

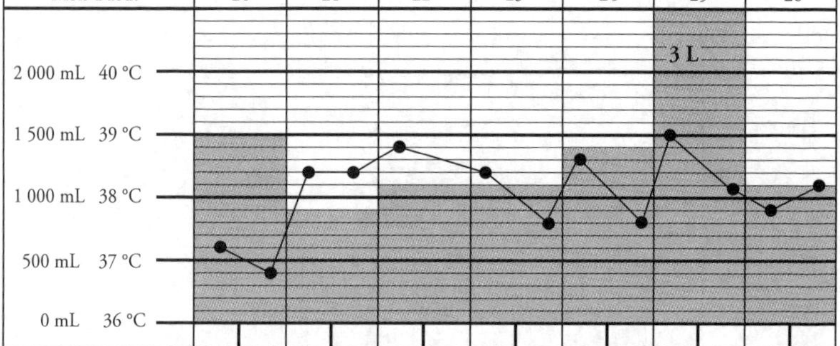

		20	21	22	23	24	25	26
	Aspiration digestive	1 L	1 L	1,6 L	1,9 L	1,9 L	1,4 L	↕
ENTRÉES	Eau	3 500 mL	5 250 mL	4 000 mL	4 000 mL	4 500 mL	4 000 mL	3 000 mL
				1 sérum albumine			1 sérum albumine	
	Glucides	200 g	156,25 g	200 g	200 g	212,50 g	150 g	150 g
	Lipides		50 g			100 g	106 g	106 g
	Protides	12 g	12 g	12 g	12 g	12 g	14 g	14 g
	Calories	800 cal	1 075 cal	800 cal	800 cal	1 750 cal	1 554 cal	1 554 cal
	Total	3 500 mL	5 250 mL	4 500 mL	4 000 mL	4 500 mL	4 500 mL	3 000 mL
SORTIES	Urines	1 500 mL	900 mL	1 100 mL	1 100 mL	1 400 mL	3 000 mL	1 100 mL
	Pertes insensibles	800 mL	1 220 mL	1 340 mL	1 100 mL	1 160 mL	1 250 mL	1 100 mL
	Aspiration digestive	1 L	1 L	1,6 L	1,9 L	1,9 L	1,4 L	
	Drainage							
	Total	3 300 mL	3 120 mL	4 040 mL	4 100 mL	4 460 mL	5 650 mL	2 200 mL
BILAN		+ 200 mL	+ 2 130 mL	+ 460 mL	- 100 mL	+ 40 mL	- 1 150 mL	+ 800 mL

Pour obtenir ces résultats, il est nécessaire de se reporter aux « informations » données à la suite du texte.

➡ **Calcul volumique des apports pour la journée du 20 août :**
Osmotan® 10 % : 2 000 mL + Valinor® : 1 000 mL + sérum physiologique : 500 mL = 3 500 mL.

Calcul volumique des pertes pour la journée du 20 août :

Sur la feuille de température, le relevé de la diurèse indique 1 500 mL ; le relevé du volume des aspirations digestives affiche 1 000 mL ; la moyenne des températures pour la journée du 20 août est de (37,2 °C + 36,6 °C) : 2 = 37 °C, en se reportant aux informations données à la suite du texte, les pertes insensibles sont évaluées à 800 mL. Le volume des pertes est donc : 1 500 mL + 1 000 mL + 800 mL = 3 300 mL.
Le bilan volumique s'élève à : 3 500 mL - 3 300 mL = 200 mL.

Calcul des apports caloriques :

100 g de glucides x 4 Cal = 400 Cal pour un 1 L d'Osmotan® 10 % soit 800 Cal pour les 2 L.
Les calories apportées par les protéines du Valinor® ne sont pas comptabilisées, car on considère qu'elles participent à la construction cellulaire au cours du cycle de Krepps.

annexes

Annexe 1. Administration des médicaments

I - Administration des médicaments
« [...] L'infirmier est habilité à accomplir sur prescription médicale qui, sauf urgence, doit être écrite, qualitative, et quantitative, datée et signée, les actes ou soins infirmiers suivants :
[...]
– Administration des médicaments [...] »

Décret n° 93-345 du 15 mars 1993 relatif aux actes professionnels et à l'exercice de la profession d'infirmier - Article 4.

Annexe 2. Responsabilité de l'infirmière face aux actes professionnels

« [...] L'infirmier ou l'infirmière est personnellement responsable des actes professionnels qu'il (elle) est habilité à effectuer [...] »

Décret n° 93-345 du 15 mars 1993 relatif aux actes professionnels et à l'exercice de la profession d'infirmier - Article 14.

Annexe 3. Encadrement des étudiants infirmiers sur les lieux de stage

Circulaire DGS - SDO - 05-92 du 12 décembre 1992 relative à la formation des étudiants infirmiers.

« Le décès d'un enfant, survenu dans un établissement public de santé, à la suite d'une erreur commise dans le dosage d'un médicament par une étudiante infirmière accomplissant un stage hospitalier, me conduit à insister sur la nécessité de respecter impérativement un certain nombre de règles visant à offrir aux malades hospitalisés la sécurité qu'ils sont en droit d'attendre.

Cet accident met clairement en évidence les conséquences tragiques qui peuvent résulter d'une telle erreur. Il m'apparaît donc indispensable que l'enseignement théorique en pharmacologie dispensé aux étudiants mette l'accent sur les dangers présentés par cette administration. L'enseignement clinique doit, quant à lui, permettre aux étudiants d'acquérir parfaitement la maîtrise du calcul des dosages des médicaments prescrits par les médecins. Vous insisterez auprès des directeurs des instituts de formation en soins infirmiers sur l'impérieuse nécessité de renforcer ces enseignements tout au long du cursus de formation des étudiants en soins infirmiers.

Je souhaite en second lieu que vous rappeliez aux chefs d'établissements la nécessité de veiller à l'encadrement des étudiants infirmiers effectuant un stage hospitalier. Il appartient au surveillant infirmier de chaque service de prendre les mesures nécessaires pour assurer un bon suivi de l'activité des stagiaires en fonction de la nature du service et de ses conditions de fonctionnement. La désignation d'un infirmier chargé d'assurer un tutorat auprès de l'étudiant me paraît tout à fait souhaitable chaque fois qu'elle est possible. De même, il me semble indispensable que les personnels enseignants des instituts de formation assurent un suivi pédagogique régulier des étudiants en stage afin de vérifier que les connaissances acquises au cours de leur formation théorique ont bien été assimilées.

Il conviendra enfin que vous invitiez les chefs d'établissement à insister auprès des surveillants infirmiers sur la nécessité de veiller à ce que les actes accomplis par les étudiants infirmiers qui présentent un risque pour les patients s'effectuent en présence et sous le contrôle d'un infirmier diplômé.

Je vous serais reconnaissant de bien vouloir diffuser dans les meilleurs délais la présente circulaire et de me tenir informé, le cas échéant, des difficultés que son application pourrait soulever. »

Le Directeur général de la Santé
Jean-François GIRARD

Annexe 4. Surface corporelle

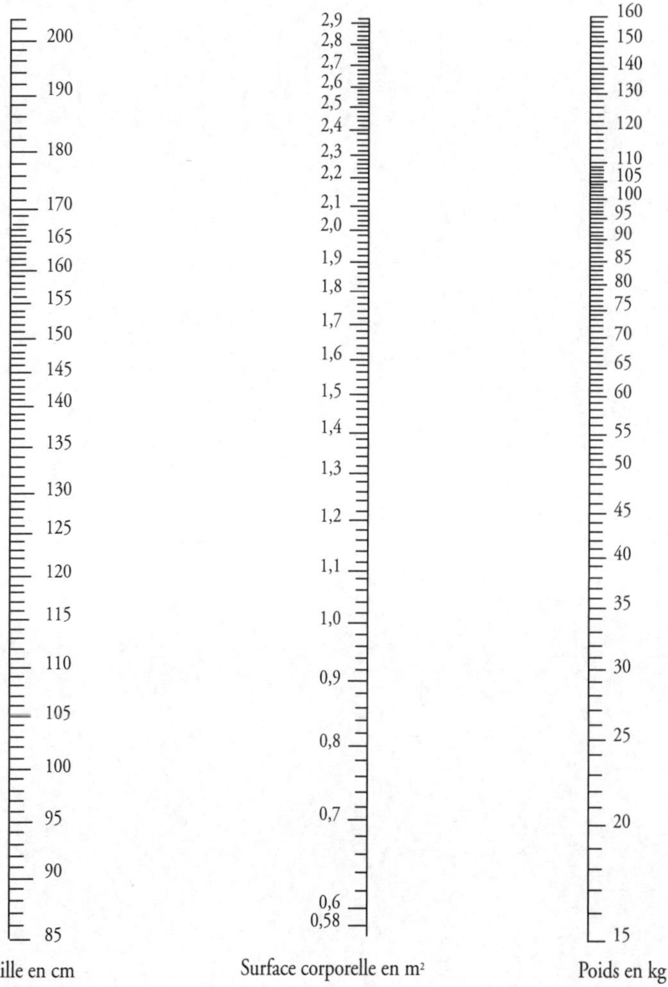

La surface corporelle est lue sur l'échelle centrale au point où elle est coupée par la droite qui unit les chiffres de la taille et du poids du sujet.

Mise en page : Patrice Pieraut - 46130 Cornac

Achevé d'imprimer mars 2004
Dépôt légal septembre 2001
sur les presses de l'imprimerie SAGIM-CANALE
N° d'impression : 7255

Imprimé en France